Dr. Frithjof Tergau/Marion Zerbst

Wenn die Beine
nicht zur Ruhe kommen

W0179205

Dr. Frithjof Tergau
Marion Zerbst

Wenn die Beine nicht zur Ruhe kommen

Das Restless-Legs-Syndrom

Ratgeber Ehrenwirth

Die Deutsche Bibliothek – CIP-Einheitsaufnahme

Tergau, Frithjof:
Wenn die Beine nicht zur Ruhe kommen:
Das Restless-Legs-Syndrom
Frithjof Tergau/Marion Zerbst. – München: Ehrenwirth, 2000
ISBN 3-431-04017-9

Bildnachweis: Hahnewinkel (S. 8), Seiter Klinik (S. 26),
WZ Media (S. 13, 20, 23, 33, 36, 39, 68)

Weitere Informationen über die Erkrankung,
ihre Behandlung und eine Mitgliedschaft
in der Deutschen Restless Legs Vereinigung
erhalten Sie
montags bis donnerstags von 10 bis 14 Uhr
unter
Tel.: 0 89-55 02 88 80 oder
Fax: 0 89-55 02 88 81

© 2000 by Ehrenwirth Verlag GmbH, Schwanthalerstr. 91,
D-80336 München
Internet: http://www.ehrenwirth.de
ISBN 3-431-04017-9
Umschlag: Rainald Schwarz, München
Umschlagfotos: Tony Stone, München
Druck: Freiburger Graphische Betriebe, Freiburg
Printed in Germany
Graphiken und DTP: Dr. Katrin Beyer
Redaktion: Dr. Lisa Marie Christian
Eine Buchproduktion von MediText, Stuttgart

Inhalt

Vorwort

Das Restless-Legs-Syndrom (unruhige Beine – kurz: RLS) wurde bereits im Jahre 1685 von dem englischen Arzt Dr. Thomas Willis beschrieben. Jedoch geriet die Erkrankung dann zunächst für lange Zeit in Vergessenheit; weder Patienten noch Ärzte konnten die Symptome zuordnen. Wissenschaftliche Studien haben inzwischen ergeben, daß das RLS in Mitteleuropa mindestens so häufig ist wie die Migräne.

Im Februar 1995 gründete das Ehepaar Schmidt-Evers auf Anregung von Frau Dr. Claudia Trenkwalder vom Max-Planck-Institut für Psychiatrie in München und Professor Dr. W. Oertel (heute Chefarzt der Neurologischen Universitätsklinik in Marburg) eine bundesweit tätige eingetragene Vereinigung für RLS-Betroffene. Der Sitz der im April 1995 registrierten Vereinigung ist München.

Hilfe zur Selbsthilfe ist ein wichtiger Beitrag zur Bewältigung der Krankheit und kann die Lebensqualität RLS-erkrankter Menschen entscheidend verbessern. Selbsthilfe ermöglicht Erfahrungsaustausch, gegenseitige Hilfe und umfassende Information für Menschen, die am Restless-Legs-Syndrom leiden. Die Förderung von individueller Verantwortung für die Gesundheit ist sehr wichtig. Unsere Regionalgruppen sind Anlaufstellen für Ihre Sorgen und Nöte mit dieser chronischen Krankheit. Noch kann das Restless-Legs-Syndrom zwar nicht geheilt werden, aber wir zeigen Wege auf, wie man die Symptome lindern kann, um das Leben lebenswerter zu machen.

Inzwischen sind unsere Bemühungen, Ärzte und Kliniken für die Behandlung des Restless-Legs-Syndroms zu interessieren, bundesweit sehr erfolgreich. Die Erforschung der Ursachen des RLS ist unser Anliegen. Einige Forschungsprojekte laufen bereits und werden von uns durch die Beiträge der Mitglieder und Spenden unterstützt. Unser zweites großes Ziel besteht darin, die Bevölkerung über diese Erkrankung aufzuklären. Deshalb wurde das vorliegende Buch geschrieben. Sie erfahren darin alles Wissenswerte über Ursachen, Diagnose und Therapiemöglichkeiten des Restless-Legs-Syndroms; außerdem enthält das Buch viele interessante Fallberichte von Betroffenen.

Durch Ihre Mitgliedschaft können auch Sie als Angehöriger oder als Fördermitglied helfen, die Grundlagenforschung nach der noch im ungewissen liegenden Herkunft dieser Erkrankung zu unterstützen.

Heute gehören unserer Selbsthilfevereinigung e. V. 1500 Mitglieder an – fürwahr eine starke Bilanz in fünf Jahren. Dafür waren und sind in Zukunft Beteiligungen im Sinne von freiwilligen ehrenamtlichen Engagements unverzichtbar.

Ein langer Weg begann mit dem ersten Schritt. Den haben wir getan. Gehen Sie mit!

Werden Sie Mitglied in unserer Vereinigung, und helfen Sie uns durch Ihren Beitrag, die Ziele weiter zu verfolgen und die Hilfe zur Selbsthilfe weiter zu fördern.

Monika Wenig
(Mitglied im Vorstand
der Deutschen Restless Legs Vereinigung)

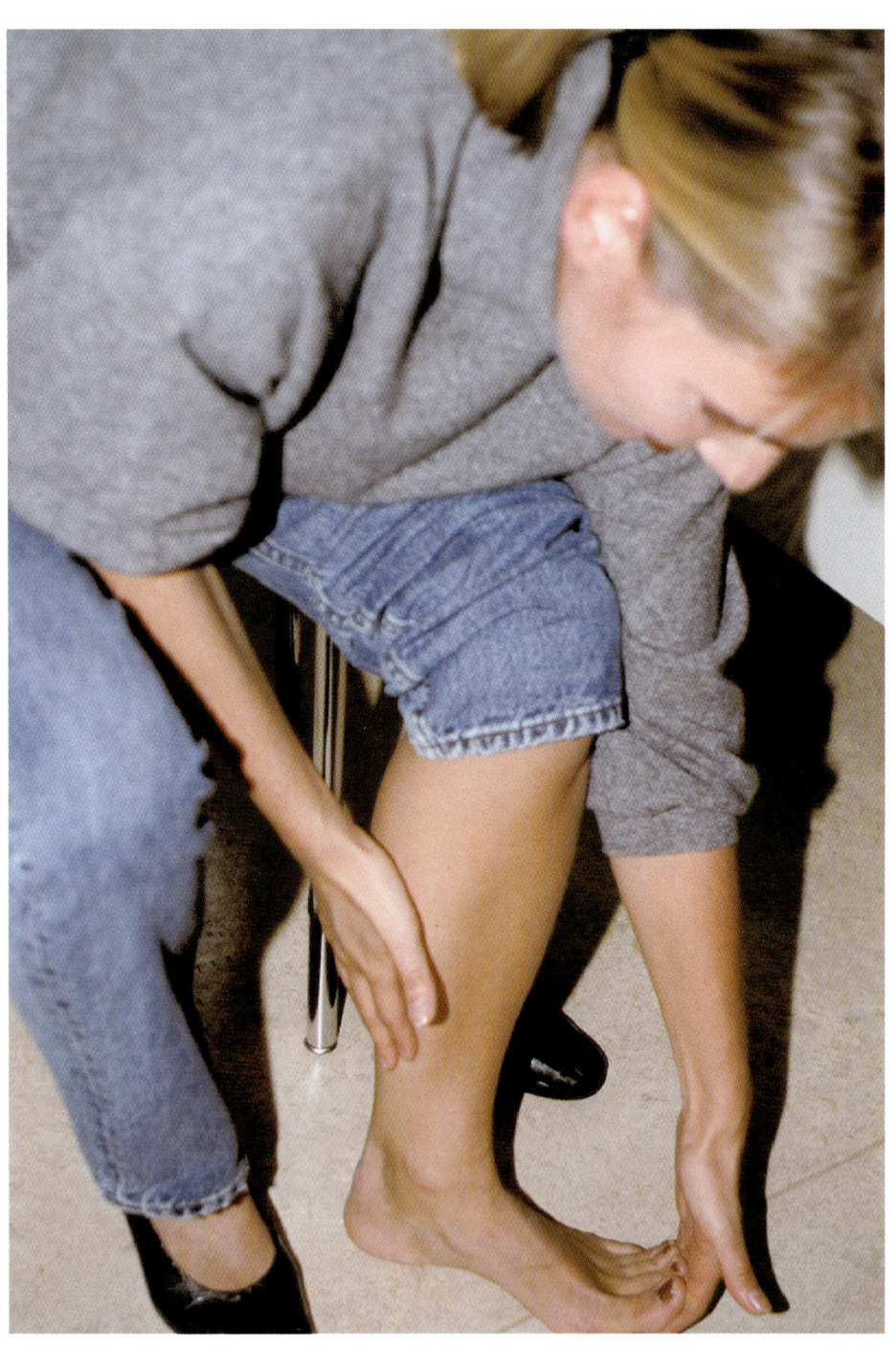

1 Restless Legs – das Leiden, das die Nacht zur Qual macht ...

Etwa 5 % aller Deutschen leiden darunter, und doch ist diese rätselhafte Erkrankung bei uns bis jetzt noch kaum bekannt: ein merkwürdiges Kribbeln, Ziehen und Zucken, Schmerzen oder auch andere, oft schwer beschreibbare Mißempfindungen in den Beinen, verbunden mit einem unwiderstehlichen Bewegungsdrang. Das Teuflische daran: Die Beschwerden treten hauptsächlich abends und nachts auf und halten die Betroffenen oft stundenlang wach. Manche versuchen sich Erleichterung zu verschaffen, indem sie nachts umherwandern oder ihre Beine kalt oder warm duschen, bürsten und massieren. Das hilft aber nur so lange, bis sie wieder im Bett liegen – kaum sinken sie in einen Zustand der Entspannung und hoffen auf erlösenden Schlaf, treten die Mißempfindungen erneut auf. Oft schlafen die bedauernswerten Menschen, die darunter leiden, jede Nacht nur wenige Stunden, und ihre Lebensqualität und Leistungsfähigkeit am Tag sind dementsprechend beeinträchtigt.

Viele Ärzte sind ratlos

Restless-Legs-Syndrom (kurz RLS, auf deutsch: „Syndrom der unruhigen Beine") – so heißt diese rätselhafte Erkrankung, die das Leben zur Hölle macht. Manche Betroffene empfinden ihre Beschwerden als so seltsam, daß sie sich scheuen, ihrem Arzt davon zu erzählen. Und viele Ärzte können auch gar nicht helfen, weil ihnen dieses Krankheitsbild – über das erst in letzter Zeit vermehrt in den Medien berichtet wurde – nicht bekannt ist.

Restless-Legs-Syndrom (RLS) = Syndrom der unruhigen Beine

Deshalb haben die meisten Restless-Legs-Patienten schon einen langen Leidensweg und eine zermürbende Odyssee durch verschiedene Arztpraxen – Hausärzte, Internisten, Neurologen, Psychiater usw. – hinter sich, wenn bei ihnen endlich die richtige Diagnose gestellt wird. Viele Ärzte stufen die Beschwerden einfach als psychosomatisches Leiden oder streßbedingtes Problem ein und verschreiben diverse Beruhigungsmittel oder Antidepressiva, die allerdings nichts helfen, sondern zum Teil sogar alles noch schlimmer machen – denn es gibt Medikamente, die die Restless-Legs-Beschwerden verstärken.

Und natürlich leidet auch das Berufs- und Privatleben der Betroffenen mit der Zeit darunter; denn ein Leiden, dessen Ursache anscheinend kein Arzt feststellen kann, wird von Kollegen, Freunden, Partnern und Angehörigen häufig nicht ernst genommen – der Betroffe-

Berufs- und Privatleben sind gravierend beeinträchtigt

ne wird zum Simulanten oder Hypochonder abgestempelt. Der Ehepartner leidet tagsüber unter der Gereiztheit und die durch fehlenden Schlaf bedingte Niedergeschlagenheit und nachts unter der Unruhe und dem Herumwandern des Patienten; oft sind getrennte Schlafzimmer der einzige Ausweg. Kino-, Theater- und Konzertbesuche sind für RLS-Betroffene eine ebenso große Qual wie längere Autofahrten, da sie es nicht ertragen können, ihre Beine so lange Zeit ruhig halten zu müssen. Manche sind nicht einmal in der Lage, ein gemeinsames Abendessen durchzuhalten, ohne zwischendurch immer wieder aufstehen und im Zimmer herumlaufen zu müssen. Das erschwert natürlich nicht nur ein harmonisches Ehe- und Familienleben, sondern auch soziale Kontakte; viele Freunde und Bekannte ziehen sich zurück.

Für die Betroffenen selbst ist dieses Leiden – das sich zu allem Übel im Laufe der Jahre meist auch noch verschlimmert – so unerträglich, daß sich schon mancher gewünscht hat, er könnte sich die Unterschenkel amputieren lassen, oder sogar an Selbstmord dachte. Viele müssen auch vorzeitig in Ruhestand gehen, da sie ihren Beruf nicht mehr ausüben können.

> Schätzungen zufolge leiden etwa 2 bis 5 % der Bevölkerung unter RLS, 1 % sogar sehr schwer. Damit ist diese Erkrankung in etwa so häufig wie die Migräne; dennoch ist sie vielen Ärzten nicht bekannt. Bei manchen Patienten dauert es 20 bis 30 Jahre, bis die richtige Diagnose gestellt wird und damit auch die richtige Therapie eingeleitet werden kann.

Wichtig: die richtige Diagnose

Um eine wirksame Therapie einleiten zu können, muß der Arzt zunächst einmal die richtige Diagnose stellen. Das ist nicht nur deshalb so schwierig, weil – wie schon erwähnt – viele Ärzte dieses Krankheitsbild gar nicht kennen, sondern auch, weil es zahlreiche Verwechslungsmöglichkeiten gibt. Deshalb sind Fehldiagnosen und falsche Therapien bei RLS an der Tagesordnung. So vermutet der Arzt beispielsweise oft arterielle Durchblutungsstörungen, Venenleiden oder Bandscheibenschäden, die ebenfalls zu Schmerzen in den Beinen führen können. Schon so mancher RLS-Patient ließ sich auf Anraten seines Arztes wegen einer Krampfader oder einer lädierten Bandscheibe operieren – aber seine Beschwerden, die ja eine ganz andere Ursache hatten, blieben nach der Operation weiterhin bestehen, und natürlich war die Frustration dann um so größer.

Fehldiagnosen kommen häufig vor

Der nun folgende kleine Test wird Ihnen helfen, sich darüber klarzuwerden, ob Sie an einem Restless-Legs-Syndrom oder einer anderen Erkrankung mit vielleicht ähnlichen Beschwerden leiden; denn es gibt bestimmte ganz charakteristische Symptome, an denen man RLS ziemlich eindeutig erkennen kann. Natürlich ersetzt die Auswertung des Fragebogens nicht die ärztliche Diagnose; aber sie kann Ihnen doch ein paar erste Anhaltspunkte und wichtige Informationen liefern.

Leiden Sie an einem Restless-Legs-Syndrom?

■ Leiden Sie an Mißempfindungen in den Beinen – einem Ziehen, Reißen, Stechen, Jucken oder Kribbeln, Schmerzen, Krämpfen oder vielleicht auch anderen unangenehmen Empfindungen, die Sie nur schwer beschreiben können? ❏ ja ❏ nein

■ Sind diese Empfindungen mit einem starken Bewegungsdrang verbunden? ❏ ja ❏ nein

■ Verschafft Bewegung – beispielsweise Aufstehen und Umherwandern, Kniebeugen oder Beinbewegungen im Bett – Ihnen Erleichterung, oder verschwinden die Mißempfindungen für einige Zeit, wenn Sie Ihre Beine und Füße massieren, bürsten, mit heißem oder kaltem Wasser abduschen usw.? ❏ ja ❏ nein

■ Treten die Symptome hauptsächlich abends und nachts auf – und eventuell auch tagsüber, wenn Sie die Beine ruhig halten oder sich in einem Zustand der Entspannung befinden (Mittagsschlaf, Kinobesuch, Autofahrt usw.)? ❏ ja ❏ nein

■ Berichtet Ihr Partner, daß Sie im Schlaf öfters ruckartige oder stoßende Bewegungen mit den Füßen und Beinen machen? Oder erwachen Sie auch selbst manchmal an solchen Beinbewegungen? ❏ ja ❏ nein

■ Leiden Sie aufgrund dieser Beschwerden an Schlafstörungen? Fällt es Ihnen schwer, abends einzuschlafen und/oder nachts durchzuschlafen? ❏ ja ❏ nein

■ Haben/hatten andere Menschen in Ihrer Familie (Eltern, Verwandte ersten Grades) ähnliche Beschwerden? ❏ ja ❏ nein

Bitte kreuzen Sie bei diesem RLS-Test jeweils die zutreffende Antwort an!

Wenn Sie die ersten vier oder sogar noch mehr Fragen dieses Fragebogens mit Ja beantwortet haben, leiden Sie höchstwahrscheinlich an einem Restless-Legs-Syndrom. Wir wollen uns die typischen Beschwerden und Erscheinungsformen nun einmal ein bißchen genauer ansehen.

Mißempfindungen in den Beinen

Typisch für das Restless-Legs-Syndrom sind ziehende, reißende, kribbelnde, prickelnde, juckende, brennende, bohrende, krampfartige oder schmerzhafte Empfindungen in den Beinen, die der Fachmann als „Parästhesien" oder „Dysästhesien" bezeichnet. Manche Patienten schildern diese Empfindungen auch als „ähnlich wie ein Messerstich", „als ob Insekten über mein Bein krabbelten" oder können sie überhaupt nicht richtig beschreiben; manchmal kommt auch noch ein Wärme- oder Kältegefühl hinzu.

Die Empfindungen sind oft schwer zu beschreiben

Betroffen sind meistens die Unterschenkel, manchmal auch Füße, Knie und Oberschenkel, in selteneren Fällen auch die Arme. Die Beschwerden können an einer Körperseite oder an beiden Seiten gleichzeitig auftreten; manchmal wechseln sie auch von einer Seite auf die andere. Normalerweise empfindet der Patient sie nicht auf der Haut oder an der Oberfläche der Beine, sondern mehr in der Tiefe – als seien sie tief in den Muskeln oder Knochen lokalisiert.

Starker Bewegungsdrang

Viele Patienten leiden zusätzlich auch unter einem starken Bewegungsdrang der Beine – es ist ihnen nahezu unmöglich, im Bett oder in anderen Situationen (etwa bei längerem Sitzen) die Beine ruhig zu halten. Sie verspüren ein unstillbares Verlangen, fast einen Zwang, ihre Beine zu bewegen. Sobald sie das tun, bessern sich die Mißempfindungen. Deshalb stehen viele RLS-Patienten nachts immer wieder auf und wandern ruhelos durch die Wohnung, machen Kniebeugen, treiben Gymnastik oder treten auf der Stelle. Manche wandern fast die ganze Nacht lang umher.

Andere wälzen sich im Bett hin und her, stoßen mit den Beinen oder führen andere Beinbewegungen aus; im Sitzen zappeln sie mit Füßen und Beinen. Lange hält die Erlösung von ihrem Leiden, die sie dadurch erreichen, allerdings nie an; sobald sie sich wieder ins Bett legen und zu schlafen versuchen, beginnen die Beschwerden erneut.

! Wenn Ihre Beschwerden durch Bewegung oder andere Aktivitä-
● ten nachlassen, so ist das ein ziemlich typisches Anzeichen dafür,
daß Sie an RLS leiden.

Die Symptome treten vor allem abends und nachts auf

Die Patienten haben hauptsächlich abends und nachts, wenn sie einschlafen möchten, unter diesen Beschwerden zu leiden. Die Tageszeit ist ein sehr wichtiger Auslöser für die Beschwerden. Inzwischen
weiß man, daß das Auftreten der RLS-Symptome von unserer biolo-
gischen Uhr – dem sogenannten zirkadianen Rhythmus – abhängig
ist. Die Beschwerden nehmen in der Regel ab dem Spätnachmittag
zu und erreichen zwischen Mitternacht und zwei Uhr morgens ihren
Höhepunkt. Gegen Morgen können die RLS-Geplagten dann in der
Regel wieder besser schlafen – doch das nützt den meisten nicht viel,
da sie dann zur Arbeit gehen oder sonstigen Verpflichtungen (Haushalt, Kinder) nachgehen müssen.

Wichtige Aus-löser der Be-schwerden: Entspannung und Tageszeit (abends, nachts)

In schwereren Fällen treten die Symptome auch tagsüber in Ruhe-
situationen auf – zum Beispiel wenn man sich ausruht, entspannt,
die Füße hochlegt oder ein Mittagsschläfchen machen will. Auch in
Situationen, in denen der Betroffene gezwungen ist, relativ bewe-
gungslos dazusitzen und die Beine ruhig zu halten – beispielsweise
bei längeren Autofahrten, Flugreisen, Konferenzen, Kino-, Konzert-
oder Theaterbesuchen –, kommt es zu den Mißempfindungen und
dem Bewegungsdrang. Ganz allgemein scheinen Situationen der Ruhe und Entspannung das Auftreten der Beschwerden zu begünsti-
gen. So berichten Betroffene, daß es ihnen kei-
ne Probleme bereitet, ruhig dazusitzen, wenn
sie einer Tätigkeit nachgehen, die geistige Anspannung und Konzentration erfordert – etwa
am Computer zu arbeiten oder eine kompli-
zierte Handarbeit zu machen. Doch sobald sie
einfach nur entspannt dasitzen oder -liegen,
müde sind und sich ausruhen wollen oder einem Zeitvertreib wie Lesen oder Fernsehen
nachzugehen versuchen, ist es mit der Ruhe
vorbei. Deshalb gelingt es den Betroffenen nur
schwer, sich überhaupt noch zu entspannen
und innerlich „loszulassen" – denn sie wissen
schon im voraus, daß genau das ihre Probleme
auslöst. Daher stehen sie immer unter einer gewissen inneren Anspannung.

Oft verschaffen sich die Betroffe-nen durch kalte oder war-me Fußbäder, Fußduschen oder Bürsten-massagen Erleichterung.

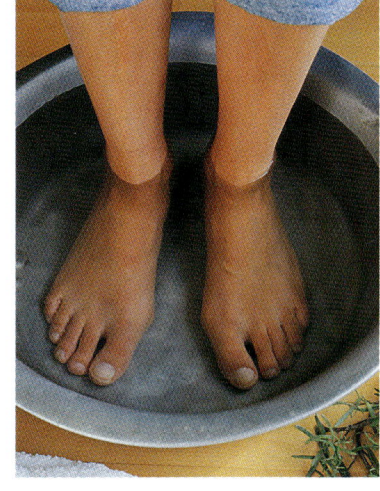

Unwillkürliche Beinbewegungen

Zusätzlich zu den Bewegungen, die RLS-Patienten bewußt durchführen, um sich Erleichterung zu verschaffen, treten beim RLS in den meisten Fällen auch unwillkürliche Fuß- und Beinbewegungen auf – häufig im Schlaf, so daß die Betroffenen selbst es gar nicht merken, sondern nur der Bettpartner sich darüber beklagt, nachts immer wieder getreten oder gestoßen zu werden. Dabei wird der große Zeh nach oben in Richtung Fußrücken gebogen und gleichzeitig der kleine Zeh abgespreizt; parallel dazu kommt es zu einer Beugung im Sprunggelenk, im Knie und in der Hüfte.

Diese Bewegungen – die in der Fachsprache als PLMS (Periodic Limb Movements in Sleep = periodische Bewegungen der Extremitäten während des Schlafs) bezeichnet werden und von denen in seltenen Fällen auch die Arme betroffen sind – wiederholen sich stereotyp und werden dem Patienten nur dann bewußt, wenn er davon aufwacht. Doch selbst wenn er nicht richtig wach wird, ist die Schlafqualität dadurch erheblich beeinträchtigt, denn es kommt immer wieder zu kurzzeitigen Weckreaktionen, an die der Betroffene sich hinterher nicht mehr erinnert, die ihn aber doch daran hindern, in Tiefschlaf zu fallen.

nicht bewußt steuerbare Beinbewegungen im Schlaf und im Wachzustand

Auch im Wachzustand treten solche willkürlich nicht steuerbaren Muskelzuckungen bei vielen Patienten auf; dann bezeichnet der Arzt sie als PLM (Periodic Limb Movements While Awake = periodische Bewegungen der Extremitäten im Wachzustand). Oft bemerkt der Betroffene auch diese Bewegungen nicht; sie werden ihm erst dann bewußt, wenn der Arzt ihn auffordert, sich einmal ganz ruhig und bequem hinzusetzen und die Beine *nicht* von der Stelle zu bewegen. Sobald die Patienten aufstehen, hören die unwillkürlichen Beinbewegungen wieder auf.

Die Muskelzuckungen während des Schlafs können auch bei Menschen auftreten, die nicht am Restless-Legs-Syndrom leiden, und zwar kommen sie mit zunehmendem Lebensalter immer häufiger vor – das ist an sich also noch nichts Ungewöhnliches. Behandelt werden müssen solche PLMS nur, wenn der Nachtschlaf dadurch beeinträchtigt ist oder wenn ein ausgeprägtes Restless-Legs-Syndrom mit anderen typischen RLS-Beschwerden vorliegt.

Bei 5 % aller Menschen zwischen 30 und 50 Jahren treten unwillkürliche Beinbewegungen im Schlaf (PLMS) auf; im Alter von über 50 Jahren leiden sogar 30 % aller Menschen daran.

Schlafstörungen machen die Nacht zur Qual

Durch die Mißempfindungen, den ständigen Bewegungsdrang und die unwillkürlichen Beinbewegungen ist der Nachtschlaf der Betroffenen in der Regel stark beeinträchtigt; die meisten leiden unter Einschlaf- und Durchschlafstörungen.

Einschlaf- und Durchschlafstörungen

Durch Messung von Hirnströmen schlafender Personen (EEG) weiß man inzwischen, wie der Nachtschlaf eines gesunden Menschen normalerweise abläuft und welche Schlafphasen beim RLS besonders beeinträchtigt sind. Es gibt nämlich verschiedene Schlafstadien, die sich durch die Hirnwellenmuster im EEG voneinander unterscheiden und die sich beim Gesunden mehrmals pro Nacht in ähnlicher Reihenfolge wiederholen.

Nach dem Einschlafstadium (Stadium 1) gleiten wir normalerweise ziemlich rasch ins Stadium 2 (den mitteltiefen Schlaf) hinüber. Dann folgt der Tiefschlaf (Stadium 3 und 4). Im Tiefschlaf finden Stoffwechselvorgänge statt, die für unsere physische Erholung eine bedeutende Rolle spielen; beispielsweise wird das für unsere körperliche Regeneration wichtige Wachstumshormon ausgeschüttet. Als nächstes folgt der REM-Schlaf – ein Schlafstadium, in dem wir die Augen unter den geschlossenen Lidern sehr schnell hin und her bewegen. Jenen charakteristischen Augenbewegungen verdankt diese Schlafphase übrigens ihren Namen: REM ist nämlich die Abkürzung für „rapid eye movement" (schnelle Augenbewegungen). Der REM-Schlaf ist die Schlafphase, in der wir träumen, und damit sehr wichtig für unsere Psyche: Das am Tag Erlebte wird verarbeitet; ungelöste, im Wachzustand häufig verdrängte Probleme und Konflikte steigen an die Oberfläche, und so manches, was uns am Tag zuvor noch unüberwindlich schien, wird im Traum scheinbar „wie von selbst" geklärt und aufgelöst.

Tiefschlaf

REM-Schlaf

Diese Schlafstadien (Stadium 1 bis 4 und REM-Schlaf) bilden zusammen einen Schlafzyklus, der etwa 80 bis 110 Minuten dauert und dann von neuem beginnt – allerdings in leicht abgewandelter Form: Im Verlauf der Nacht werden die Tiefschlafstadien immer kürzer und die REM-Stadien und leichten Schlafphasen (1 und 2) immer länger.

Beim Restless-Legs-Syndrom ist der normale Schlafablauf erheblich gestört. Es dauert nicht nur wesentlich länger, bis der Patient einschläft; durch die unwillkürlichen Beinbewegungen wacht er zwischendurch auch immer wieder kurzzeitig auf und braucht viel länger, um aus Schlafstadium 1 und 2 (dem leichten und mitteltiefen Schlaf) in den Tiefschlaf und REM-Schlaf hinüberzuleiten. Norma-

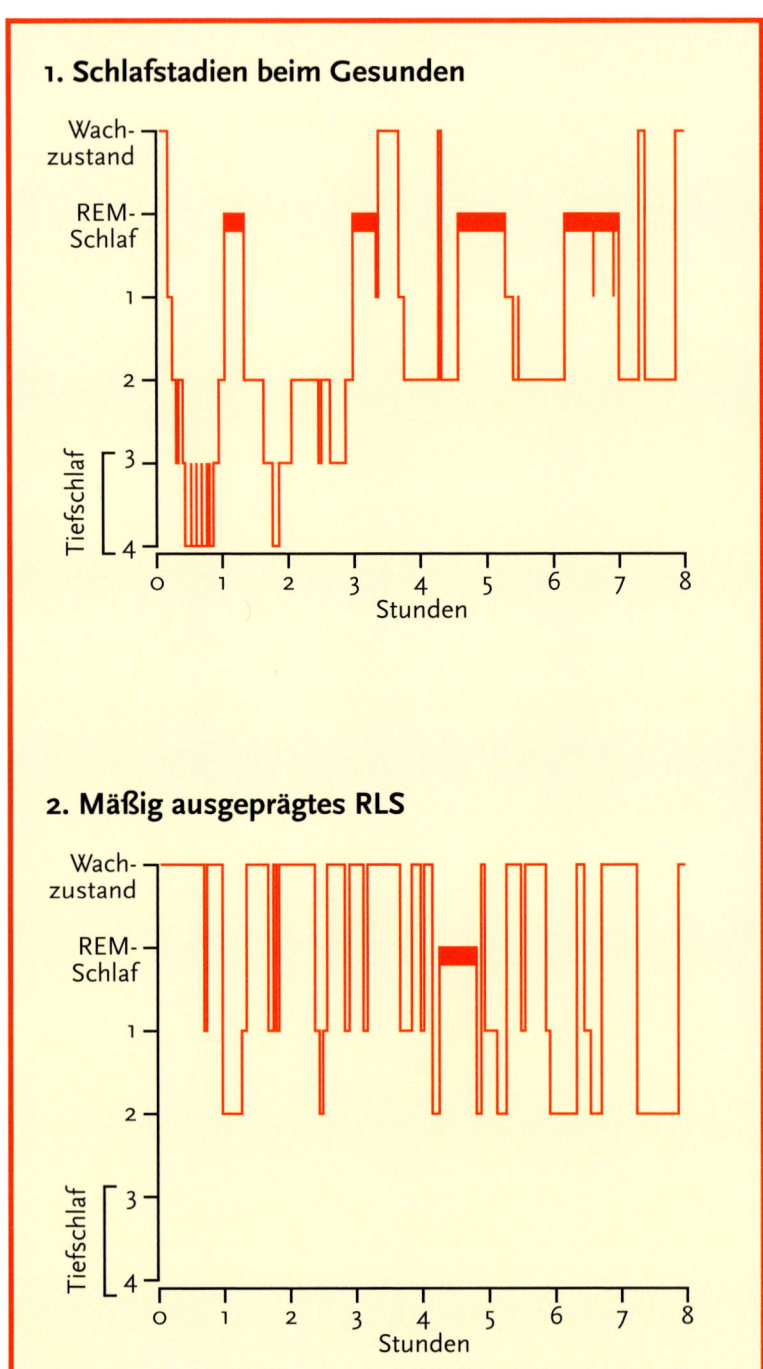

1. Normaler Schlafverlauf: regelmäßige 90minütige Schlafzyklen mit genügend Tief- und REM-Schlaf; mehr REM-Schlaf in der zweiten Nachthälfte.
2. Mäßig ausge-prägtes RLS: zu häufige Wach-phasen, zuwenig REM-Schlaf; der Tiefschlaf ist vermindert oder fehlt sogar ganz.

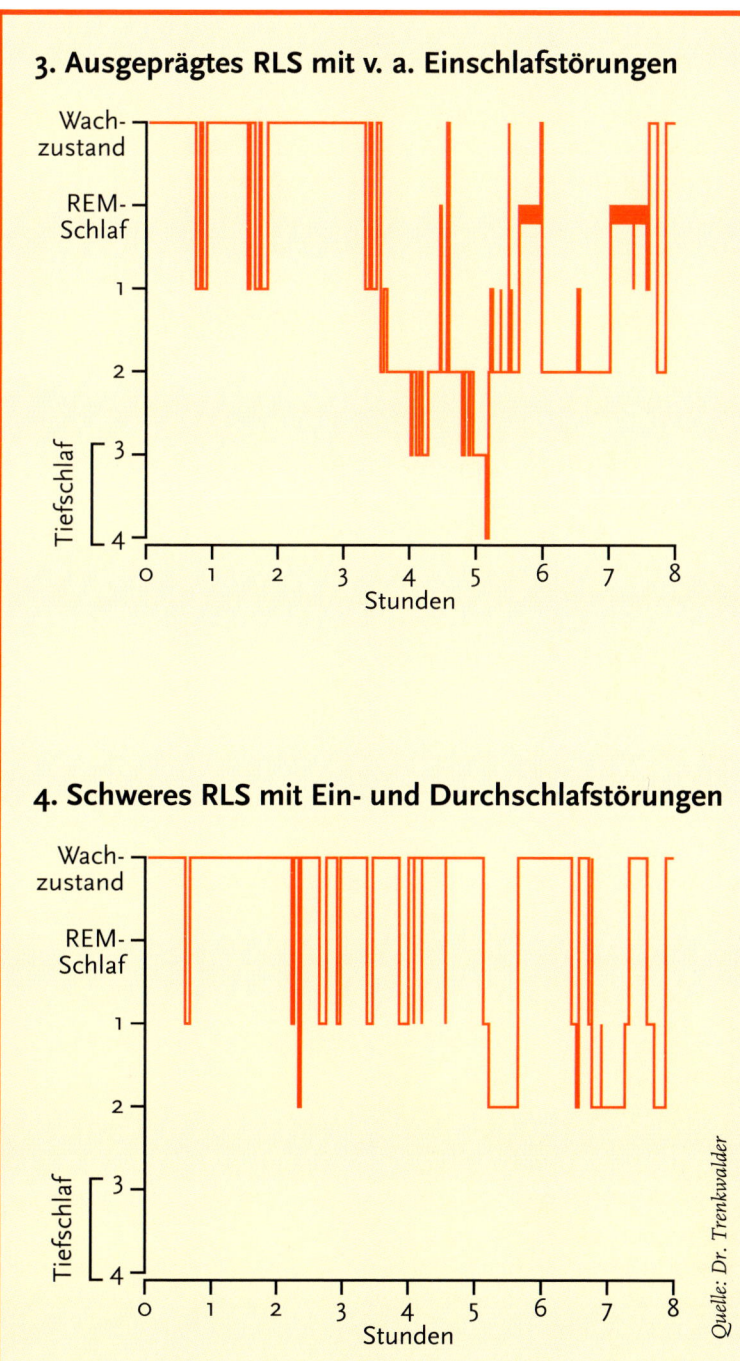

3. Ausgeprägtes RLS mit v. a. Einschlafstörungen

4. Schweres RLS mit Ein- und Durchschlafstörungen

Quelle: Dr. Trenkwalder

3. Ausgeprägtes RLS: schwere Einschlafstörungen (der Patient liegt fast die ganze erste Nachthälfte wach) und zuwenig Tiefschlaf.
4. Schweres RLS: ausgeprägte Ein- und Durchschlafstörungen, weder REM- noch Tiefschlaf.

Tiefschlaf und REM-Schlaf sind beeinträchtigt

lerweise bekommen RLS-Patienten zuwenig Tief- und REM-Schlaf – die für Körper und Psyche wichtigsten Schlafphasen sind somit bei ihnen beeinträchtigt.

Man kann sich vorstellen, was für Auswirkungen es auf die Psyche, das allgemeine Wohlbefinden und die körperliche Leistungsfähigkeit des Betroffenen hat, wenn diese gravierenden Schlafstörungen über viele Jahre hinweg andauern. Leistungsabfall und Konzentrationsstörungen beeinträchtigen die berufliche Arbeit; die Tagesmüdigkeit ist oft kaum zu ertragen, zumal manche RLS-Geplagte nachts wahre Kraftakte vollbringen und viele Kilometer zurücklegen, um den Bewegungsdrang und die Mißempfindungen in ihren Beinen zu bekämpfen und endlich zur Ruhe zu kommen. Das führt mit der Zeit natürlich zu Gereiztheit oder sogar zu depressiven Verstimmungen und einer ständigen inneren Anspannung: Viele Betroffene haben förmlich Angst vor dem Augenblick, wenn es wieder Zeit zum Schlafengehen wird. Hinzu kommt, daß sie ihre Probleme und ihre verminderte Leistungsfähigkeit vor Angehörigen und Arbeitskollegen zu verbergen versuchen und sich damit noch zusätzlich unter Druck setzen – ein Teufelskreis.

RLS tritt oft familiär gehäuft auf

erbliche Veranlagung

Auf Nachfragen erfährt der Arzt häufig, daß auch noch andere Familienmitglieder des Patienten an einem mehr oder weniger schweren Restless-Legs-Syndrom litten – meist Eltern oder andere Verwandte ersten Grades. Ausprägung und Symptome des RLS können dabei von Familienmitglied zu Familienmitglied sehr unterschiedlich sein. Es liegt also eine erbliche Veranlagung vor. Soweit man bisher weiß, verläuft der Erbgang autosomal dominant, das heißt, das Restless-Legs-Syndrom wird von einem Elternteil auf 50 % der Kinder übertragen. Oft ist dabei zu beobachten, daß die RLS-Patienten einer Folgegeneration in jüngerem Alter erkranken als ihre Eltern; es kommt also vor, daß zum Beispiel Mutter und Tochter fast zeitgleich erkranken.

Restless-Legs-Syndrom bei Kindern

In Familien, in denen das RLS gehäuft auftritt, sind manchmal sogar schon Kinder davon betroffen. Das RLS äußert sich bei ihnen in Form von motorischer Unruhe, Schlafstörungen und Schmerzen in den Beinen. Vor allem beim Zubettgehen ist das Kind unruhig, stößt und zappelt mit den Beinen; nachts wälzt es sich im Bett herum, wacht häufig auf, steht auf und läuft in der Wohnung herum. Tagsüber ist das Kind dann müde, nervös und zappelig und kann sich in der Schule nicht konzentrieren. Fehldiagnosen des RLS sind bei Kindern noch häufiger als bei Erwachsenen. Die abends und nachts auf-

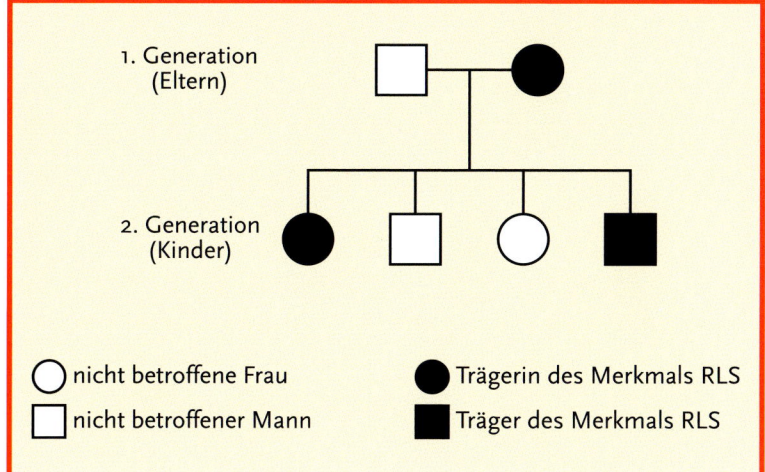

1. Generation
(Eltern)

2. Generation
(Kinder)

◯ nicht betroffene Frau
☐ nicht betroffener Mann
● Trägerin des Merkmals RLS
■ Träger des Merkmals RLS

Der Erbgang des Restless-Legs-Syndroms erfolgt höchstwahrscheinlich autosomal dominant, d. h., das Syndrom wird von einem Elternteil auf 50 % der Kinder übertragen.

tretenden Mißempfindungen in den Beinen, über die das Kind klagt, werden von den Eltern als „Wachstumsschmerzen" abgetan; die Unruhe wird von Ärzten häufig fälschlicherweise als Hyperaktivität oder Aufmerksamkeitsdefizit-Syndrom diagnostiziert. Viele als „hyperaktiv" eingestufte Kinder leiden in Wirklichkeit am Restless-Legs-Syndrom.

Bei den meisten Patienten mit familiärem RLS treten die Beschwerden jedoch nicht vor dem zweiten oder dritten Lebensjahrzehnt auf und sind zu diesem Zeitpunkt häufig noch so schwach ausgeprägt, daß sie den Betroffenen in seiner Schlaf- und Lebensqualität kaum beeinträchtigen. Zwischendurch gibt es immer wieder beschwerdefreie Zeiträume, die Tage, Wochen, ja sogar Monate andauern können. Doch in der Regel verschlimmert sich das RLS im Laufe der Zeit. Im vierten oder fünften Lebensjahrzehnt ist es dann meistens soweit, daß der Patient unter gravierenden Beschwerden und Schlafstörungen leidet und dringend einer Therapie bedarf.

Die Beschwerden verschlimmern sich im Lauf der Jahre

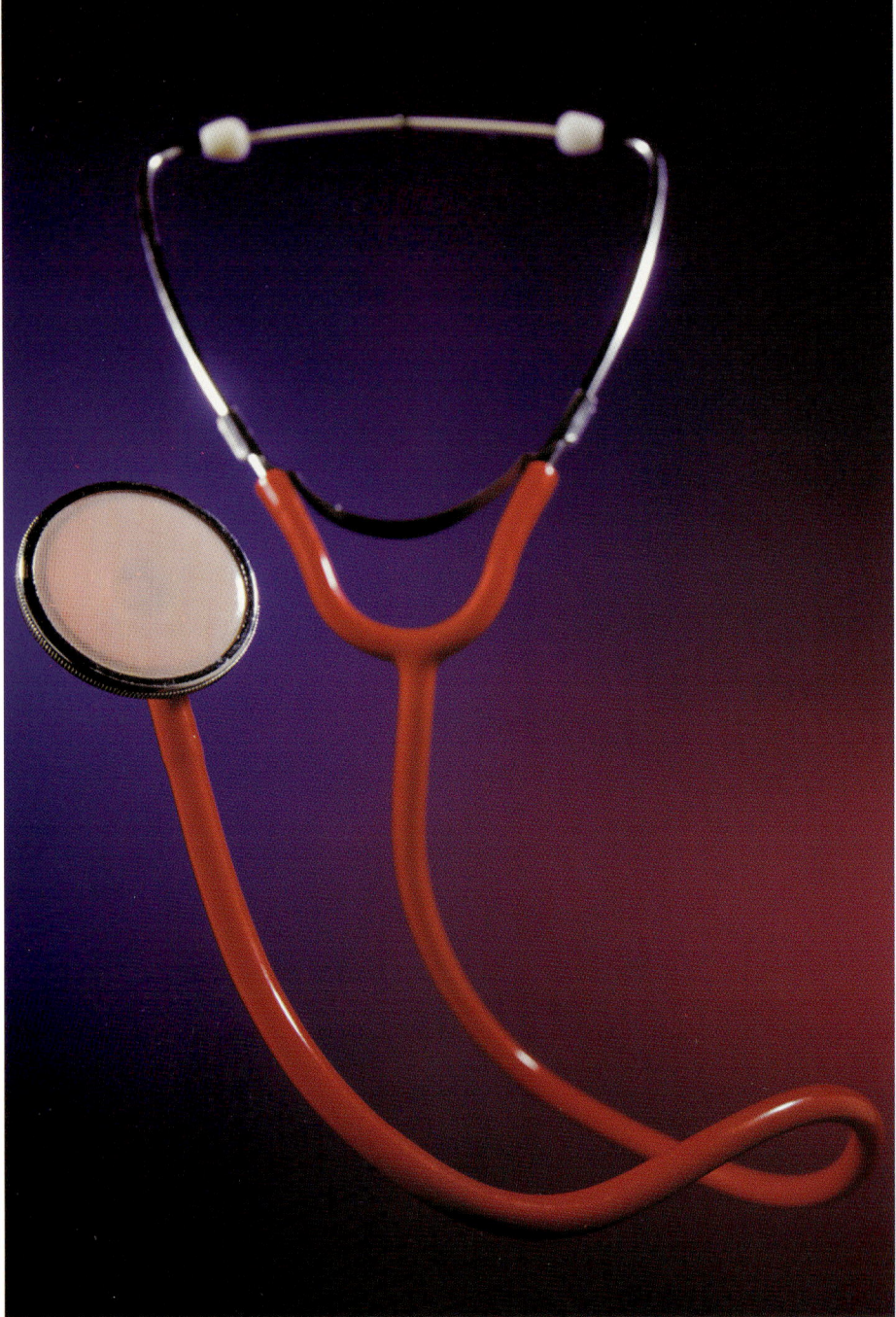

2 Ursachen, Verwechslungsmöglichkeiten und Diagnose

Man unterscheidet zwischen zwei verschiedenen Erscheinungsformen des Restless-Legs-Syndroms: dem primären oder idiopathischen RLS und dem sekundären oder symptomatischen RLS. Das idiopathische Restless-Legs-Syndrom tritt auf, ohne daß irgendeine andere Erkrankung die Ursache dafür wäre. Das sekundäre oder symptomatische RLS hingegen ist Folge anderer Erkrankungen bzw. Umstände. Das idiopathische RLS tritt meist familiär gehäuft auf; bei rund 50 % der Patienten liegt eine erbliche Veranlagung vor, wobei manche Familienmitglieder nur an einem leichten, gelegentlich auftretenden RLS leiden, während andere sehr starke Beschwerden haben können.

primäres (idiopathisches) RLS und sekundäres (symptomatisches) RLS

Die Ursachen sind noch nicht ganz klar

Bis jetzt weiß man noch nicht genau, wo die Ursachen des idiopathischen Restless-Legs-Syndroms liegen; doch Forschungsarbeiten und medizinische Untersuchungen an Betroffenen haben bereits erste Anhaltspunkte geliefert. So ist inzwischen bekannt, daß der Ursprung des RLS im Zentralnervensystem liegt: Kernspintomographische Untersuchungen haben gezeigt, daß während der RLS-Attacken Areale im Hirnstamm und im Thalamus aktiv sind.

Durch Zufall hat man festgestellt, daß die RLS-Beschwerden sich durch Einnahme von Medikamenten bessern, mit denen auch Patienten behandelt werden, die an der Parkinson-Krankheit leiden. Bei dieser neurologischen Störung, die hauptsächlich bei älteren Menschen auftritt und sich unter anderem durch Muskelzittern, -steifheit und -schwäche äußert, gehen aus bisher unbekannten Gründen bestimmte Zellen im Gehirn zugrunde, die Dopamin produzieren.

Parkinson-Krankheit: gleiche Therapie – andere Ursache

Dopamin ist ein Neurotransmitter (Signalübertragungsstoff der Nervenzellen), der eine wichtige Rolle für die Kontrolle der Körperbewegungen spielt. Dopamin ist notwendig, damit beispielsweise Bewegungen von Muskeln durch die Nervenzellen im Gehirn vorbereitet und ausgeführt werden. Fehlt das Dopamin, so werden die Bewegungen unkontrolliert, ruckhaft, zitterig. Durch Gabe von Levodopa (L-Dopa), einer Dopamin-Vorstufe, die vom Körper in Dopamin umgewandelt wird, kann man den Dopaminmangel im Gehirn beheben und damit die Symptome bessern; heilbar ist die Parkinson-Krankheit jedoch nicht.

Da Levodopa bei Restless-Legs-Patienten ebenfalls wirkt, nimmt man an, daß eine Störung im Dopaminstoffwechsel an der Entstehung dieser Erkrankung mitbeteiligt ist. Allerdings haben das Restless-Legs-Syndrom und die Parkinson-Krankheit nichts miteinander zu tun; wer am Restless-Legs-Syndrom leidet, hat kein erhöhtes Risiko, irgendwann auch an Parkinson zu erkranken. Im Gegensatz zur Parkinson-Krankheit liegt beim RLS nach heutigem Wissen keine Degeneration von Nervenzellen vor. Wahrscheinlich sind die Muskelzuckungen und Mißempfindungen in den Beinen beim RLS eher auf eine Fehlfunktion von Nervenzellen zurückzuführen.

Da es auch RLS-Patienten gibt, die auf die Gabe von Levodopa *nicht* ansprechen, und auch andere Medikamente, die nicht bei Parkinson zum Einsatz kommen, erfolgreich gegen RLS eingesetzt werden können, vermutet man, daß das Fehlen von Dopamin nicht die einzige Ursache des Restless-Legs-Syndroms ist; wahrscheinlich spielen bei seiner Entstehung auch noch andere Transmittersysteme eine Rolle.

In Niederbayern gibt es eine große Familie mit insgesamt 24 vom Restless-Legs-Syndrom betroffenen Mitgliedern über fünf Generationen, die nun genau untersucht wird. Durch molekulargenetische Blutuntersuchungen hofft man, näheren Aufschluß über das Gen zu erhalten, das für die Entstehung von RLS verantwortlich ist.

Das sekundäre Restless-Legs-Syndrom

Für das sekundäre RLS gibt es verschiedene Ursachen:

Ursachen des sekundären RLS

- Niereninsuffizienz
- Eisenmangel
- Schwangerschaft
- Bandscheibenvorfall, Polyneuropathie
- Medikamente
- Stoffwechselstörungen
- Vitaminmangel.

Solche Ursachen herauszufinden bzw. auszuschließen ist bei der Diagnosestellung sehr wichtig; denn oft kann man ein sekundäres Restless-Legs-Syndrom heilen oder zumindest die Symptome lindern, indem man die zugrundeliegende Erkrankung bekämpft.

RLS durch Niereninsuffizienz

Nierenerkrankungen sind eine der häufigsten Ursachen für das sekundäre RLS. Man schätzt, daß 20 bis 40 % aller Patienten mit Niereninsuffizienz vom Restless-Legs-Syndrom betroffen sind. Warum das so ist, weiß man noch nicht genau; vielleicht liegt es daran, daß sich bei Nierenkranken ausscheidungspflichtige Substanzen im Organismus anreichern oder daß die erkrankte Niere zu geringe Mengen bestimmter Botenstoffe produziert; auch Störungen im Elektrolythaushalt könnten an der quälenden Unruhe in den Beinen schuld sein. Lange Zeit vermutete man, daß das Restless-Legs-Syndrom durch die Dialysebehandlung ausgelöst wird. Inzwischen ist jedoch erwiesen, daß nicht die Dialyse, sondern die Nierenerkrankung selbst die RLS-Beschwerden verursacht – denn viele Patienten klagen bereits vor Beginn der Dialysetherapie über ruhelose Beine.

Dialyse

Das durch Niereninsuffizienz hervorgerufene Restless-Legs-Syndrom wird in der medizinischen Fachsprache auch als urämisches RLS bezeichnet (von Urämie = Vergiftung des Organismus dadurch, daß Stoffwechselschlacken aufgrund eines Nierenversagens nicht mehr mit dem Harn ausgeschieden werden können und im Blut verbleiben). Man vermutet inzwischen, daß auch beim urämischen RLS die familiäre Veranlagung eine Rolle spielt: Denn es gibt auch Dialyse-Patienten, die trotz langjähriger Niereninsuffizienz niemals am Restless-Legs-Syndrom erkranken. Möglicherweise liegt bei vielen RLS-Betroffenen mit Nierenerkrankungen bereits eine erbliche Veranlagung für das Restless-Legs-Syndrom vor, das dann durch die Niereninsuffizienz zum Ausbruch kommt.

Auch Eisenmangel kann schuld sein

Eisenmangel begünstigt die Entstehung von RLS. Warum das so ist, ist noch nicht genau geklärt. Einer der Dopaminrezeptoren (der D_2-Dopaminrezeptor) ist ein eisenhaltiges Protein, so daß Eisenmangel zu einer verminderten Funktion dieses Rezeptors führen könnte. In Tierexperimenten wurde tatsächlich bestätigt, daß ein Eisenmangel die Sensitivität dieses Rezeptors verändert.

Eisenmangel-Anämie = Blutarmut infolge von Eisenmangel

RLS während der Schwangerschaft

Eine andere häufige RLS-Ursache ist die Schwangerschaft. Ähnlich wie bei der Niereninsuffizienz vermutet man auch hier eine bereits latent vorhandene erbliche Veranlagung: Bei vielen Frauen tritt das Restless-Legs-Syndrom während der Schwangerschaft zum erstenmal auf, oder sie hatten schon vorher gelegentlich leichte RLS-Symptome, die sich dann während der Schwangerschaft verschlimmerten. Wahrscheinlich leiden 10 bis 30 % aller schwangeren Frauen –

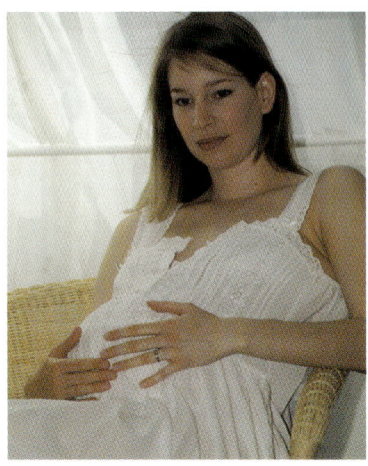

Bei vielen Frauen tritt während der Schwangerschaft – vor allem im letzten Schwangerschaftsdrittel – ein Restless-Legs-Syndrom auf, das sich jedoch hinterher wieder zurückbildet.

vor allem während der letzten drei Schwangerschaftsmonate – an einem Restless-Legs-Syndrom, das sich aber nach der Geburt von selbst wieder zurückbildet. Auch hier sind die genauen Ursachen noch nicht bekannt; hormonelle Veränderungen könnten eine Rolle spielen.

RLS durch Medikamente

Es gibt viele Medikamente, die ein Restless-Legs-Syndrom verursachen oder bereits vorhandene RLS-Symptome verschlimmern können – vor allem solche, die in den Dopaminstoffwechsel eingreifen. Die wichtigsten sind:

■ hochpotente Neuroleptika (Psychopharmaka, die vor allem zur Behandlung psychischer Erkrankungen eingesetzt werden) und niedrigpotente Neuroleptika, die auch als Schlafmittel zum Einsatz kommen
■ tri- und tetrazyklische Antidepressiva (Medikamente mit stimmungsaufhellender Wirkung zur Behandlung von Depressionen)
■ Serotonin-Reuptake-Hemmer (Serotonin-Wiederaufnahme-Hemmer – ebenfalls eine antidepressiv wirkende Substanz)
■ Metoclopramid (ein Stoff, der in sogenannten Antiemetika – Medikamenten gegen Übelkeit und Erbrechen – enthalten ist)
■ einige Kalziumantagonisten (Medikamente zur Behandlung von Bluthochdruck und Angina pectoris), die in den Dopaminstoffwechsel eingreifen
■ sämtliche Medikamente, die Koffein enthalten.

Stoffwechselstörungen und Vitaminmangel

Folsäuremangel, Vitamin-B$_{12}$-Mangel, Stoffwechselerkrankungen

In selteneren Fällen wird das Restless-Legs-Syndrom durch einen Mangel an bestimmten B-Vitaminen (Folsäure oder Vitamin B$_{12}$) ausgelöst; auch Stoffwechselstörungen – beispielsweise eine Über- oder Unterfunktion der Schilddrüse – können die Ursache für die Beschwerden sein.

Fehldiagnosen sind an der Tagesordnung

Da viele Ärzte das Krankheitsbild des Restless-Legs-Syndroms gar nicht kennen bzw. nicht richtig diagnostizieren können, kommt es häufig zu Fehldiagnosen aufgrund von Ähnlichkeiten der Symptome zu anderen Erkrankungen. Oft ist es auch so, daß diese Erkrankungen zusätzlich zum Restless-Legs-Syndrom vorliegen. Wurden sie dann endlich erfolgreich behandelt, so ist die Verwirrung und Enttäuschung um so größer, wenn der Patient trotzdem immer noch unter seinen Restless-Legs-Beschwerden leidet.

So gehen oft Jahre ins Land, bis die richtige Diagnose gestellt ist. Erkrankungen bzw. Beschwerden, mit denen das RLS am häufigsten verwechselt wird, sind:

■ nächtliche Wadenkrämpfe und Muskelzuckungen beim Einschlafen

■ Gefäßerkrankungen (Krampfadern, arterielle Durchblutungsstörungen)

■ Bandscheibenschäden und Wirbelsäulenveränderungen

■ Polyneuropathien (Erkrankungen der Nerven in den Extremitäten, z. B. bei Diabetes)

■ Akathisie

■ Schlafstörungen verschiedener Ursache

■ Muskelzuckungen verschiedener Ursache, die unabhängig vom Restless-Legs-Syndrom auftreten.

Erkrankungen, mit denen das Restless-Legs-Syndrom häufig verwechselt wird

Wadenkrämpfe und Muskelzuckungen beim Einschlafen – lästig, aber harmlos

Nächtliche Wadenkrämpfe (schmerzhafte Verhärtungen der Wadenmuskeln) sind häufig auf Störungen im Mineralhaushalt (zum Beispiel Magnesiummangel) zurückzuführen und haben nichts mit RLS zu tun. Typisch für das Restless-Legs-Syndrom ist ja, daß die Beschwerden bei Bewegung nachlassen – das ist bei solchen Wadenkrämpfen aber nicht der Fall. Die einzige Ähnlichkeit besteht darin, daß auch diese Muskelkrämpfe häufig zu nächtlichem Erwachen führen und der Betroffene dann versucht, die Schmerzen durch Bewegung zu lindern. Ein Magnesiummangel kann beim Arzt durch eine Blutuntersuchung festgestellt und durch Einnahme von Magnesiumpräparaten behoben werden.

Magnesiummangel

Ebenso harmlos sind Einschlafmyoklonien – nur Sekunden andauernde Muskelzuckungen, die während des Einschlafens bei vielen Menschen auftreten und den Nachtschlaf nicht beeinträchtigen, da sie sich auf die Einschlafphase beschränken. Bei manchen Menschen betreffen sie nur die Füße, oft aber auch den ganzen Körper. Wer darunter leidet, braucht nicht zu befürchten, daß es sich um Symptome oder Vorboten eines Restless-Legs-Syndroms handelt. Im Zweifelsfall kann eine Untersuchung im Schlaflabor Klarheit verschaffen.

Gefäßerkrankungen

Krampfadern

Es gibt zwei Gefäßerkrankungen, die ähnliche Beschwerden hervorrufen wie das Restless-Legs-Syndrom. Bei Krampfadern handelt es sich um krankhaft erweiterte Venen in den Beinen. Bei ihnen sind die Venenklappen, die normalerweise verhindern, daß das zum Herzen zurücktransportierte Blut sich staut oder nach unten fließt, nicht mehr intakt. Die Ursache ist eine – meist erblich bedingte – Bindegewebsschwäche; hinzu kommen oft auch noch Übergewicht, Bewegungsmangel und falsche (ballaststoffarme) Ernährung. Das schwache Bindegewebe bietet der Vene nicht genügend Halt, so daß sie mit der Zeit überdehnt wird. Die Folge: Die Venenklappen können sich nicht mehr richtig schließen – statt zum Herzen zurückzufließen, staut sich das venöse Blut in den Beinen oder sackt sogar nach unten.

Krampfadern können ebenfalls Schmerzen in den Beinen hervorrufen; die dick hervortretenden, geschlängelten, bläulichen Venen sind aber – selbst für den Laien – sehr leicht zu erkennen und eindeutig vom Restless-Legs-Syndrom zu unterscheiden.

Solche Krampfadern sind als dick hervortretende, geschlängelte, bläuliche Adersträngen an den Beinen zu erkennen. Menschen mit Krampfadern leiden häufig an geschwollenen Füßen oder (im fortgeschrittenen Stadium) sogar geschwollenen Beinen – vor allem nach längerem Stehen oder am Abend. Auch Schweregefühl, ja sogar Schmerzen in den Beinen können auftreten, begleitet von einer Ermüdung der Beine, die im Laufe des Tages zunimmt. Diese Mißempfindungen werden manchmal fälschlicherweise für ein Restless-Legs-Syndrom gehalten, obwohl das Venenleiden an den hervortretenden Krampfadern und den Ödemen (Wasseransammlungen) in Füßen und Beinen meist deutlich zu erkennen ist. Krampfadern, die solche Beschwerden hervorrufen, sind in der Regel behandlungsbedürftig; auf keinen Fall darf man sie auf die leichte Schulter nehmen, denn ohne Behandlung verschlimmert sich das Venenleiden, und es kann zu Venenentzündungen, Thrombosen oder den gefürchteten offenen Beinen (Unterschenkelgeschwüren, die nur schlecht oder gar nicht abheilen), ja sogar zu Lungenembolien kommen. So kann man beispielsweise durch Tragen von Kompressionsverbänden oder -strümpfen Druck auf die erweiterten Venen ausüben, so daß sie zusammengepreßt werden und das Blut besser zum Herzen hin abfließen kann. In schwereren Fällen muß man die Krampfadern durch Einspritzen eines Medikaments veröden oder sie operativ entfernen. Bleiben

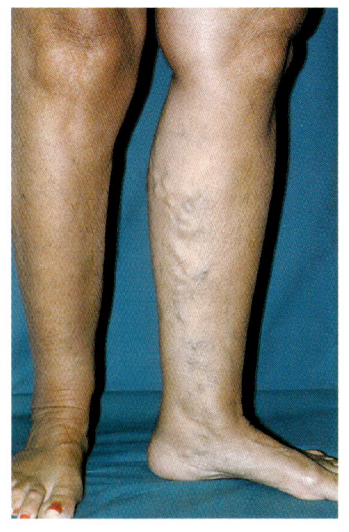

die Beschwerden nach dieser Behandlung immer noch bestehen, so kann man sicher sein, daß eine andere Ursache – vielleicht ein Restless-Legs-Syndrom – für die Beschwerden verantwortlich ist.

Auch arterielle Durchblutungsstörungen (zum Beispiel die sogenannte periphere arterielle Verschlußkrankheit) werden häufig mit dem Restless-Legs-Syndrom verwechselt, weil sie ebenfalls zu Schmerzen oder Gefühlsstörungen in den Beinen führen. Dabei werden die Blutgefäße in den Beinen durch arteriosklerotische Ablagerungen („Plaques") mit der Zeit immer mehr verengt, und die Beinmuskeln werden nicht mehr ausreichend mit Blut (und damit Sauerstoff) versorgt. Das erste Anzeichen für diese Erkrankung sind krampfartige Schmerzen in den Waden bei Belastungen (beispielsweise beim Treppensteigen). Mit der Zeit werden die Schmerzen so heftig, daß der Betroffene zwischendurch immer wieder stehenbleiben und sich ausruhen muß, bis das schmerzhafte Ziehen in den Waden nachläßt. Viele versuchen das Leiden zu kaschieren, indem sie vor Schaufenstern stehenbleiben und so tun, als sähen sie sich die Auslagen an. (Deshalb werden diese Durchblutungsstörungen umgangssprachlich auch als „Schaufensterkrankheit" bezeichnet.)

Durchblutungsstörungen in den Arterien der Beine (periphere arterielle Verschlußkrankheit)

Erst im fortgeschrittenen Stadium treten die Beschwerden auch schon in Ruhe (häufig nachts) auf und bessern sich dann (ähnlich wie beim Restless-Legs-Syndrom) oft, sobald der Patient aufsteht und ein paar Schritte geht. Als typisches Zeichen der Mangeldurchblutung ist die Haut an den Füßen weiß und fühlt sich kühl an. Solche Symptome sind ein Alarmsignal; werden sie nicht behandelt, so kann es zu Geschwüren und schließlich zum Absterben von Gewebe an den Füßen und Beinen kommen, und dann hilft meist nur noch die Amputation. Immerhin werden in Deutschland wegen solcher Durchblutungsstörungen jährlich circa 30 000 bis 40 000 Beine amputiert!

Da Raucher hiervon besonders betroffen sind, spricht man auch vom „Raucherbein". Die Behandlung besteht in sofortigem Aufgeben des Rauchens, medikamentöser Therapie (zum Beispiel mit Acetylsalicylsäure) und chirurgischen Maßnahmen (Bypass oder Erweiterung der verengten Gefäße durch Ballondilatation).

Raucherbein

Vom Restless-Legs-Syndrom läßt sich diese Erkrankung dadurch unterscheiden, daß die Beschwerden im Anfangsstadium nur bei Bewegung auftreten und sich im Ruhezustand bessern. Erst im fortgeschrittenen Stadium wird der Patient auch in Ruhe und nachts von Schmerzen geplagt.

❚ Krampfadern und arterielle Durchblutungsstörungen in den
● Beinen gehören dringend in ärztliche Behandlung.

Bandscheibenschäden, Wirbelsäulenveränderungen und Polyneuropathien

Bandscheibenvorfälle, Wirbelkanalverengungen und Polyneuropathien verursachen RLS-ähnliche Symptome, können aber auch selbst ein sekundäres RLS hervorrufen. Oft stehen sogar die RLS-Beschwerden im Vordergrund.

Bandscheibenschäden führen häufig zu Schmerzen in den Beinen. Wenn eine Bandscheibe sich abnutzt, verändert sich ihre Form: Das straffe, sehnenartige Bindegewebe, das die Bandscheibe zusammenhält (der sogenannte Faserring) reißt ein, und dadurch verformt und verschiebt sich der im Inneren liegende weiche Gallertkern. Man spricht dann von einer Bandscheibenvorwölbung oder – im schlimmeren Fall – von einem Bandscheibenvorfall (Prolaps). Die lädierte Bandscheibe kann auf eine Rückenmarksnervenwurzel drücken und den Nerv reizen.

Bandscheibenvorwölbung

Bandscheibenvorfall

Starke Schmerzen – meist im Lendenwirbelbereich – sind die Folge; der Schmerz kann aber auch bis ins Bein ausstrahlen und dann mit den Restless-Legs-Beschwerden verwechselt werden. Von diesen unterscheiden die Schmerzen sich aber dadurch, daß sie nicht nur in Ruhe, sondern auch in Bewegung auftreten und durch Bewegung nicht gebessert werden. Außerdem beschränken sie sich in der Regel auf eine Körperseite – je nachdem, ob eine Nervenwurzel auf der rechten oder linken Seite betroffen ist.

> **!** Manchmal treten bei einem Bandscheibenvorfall auch Gefühlsstörungen (taubes Gefühl, Muskelschwäche) oder gar Lähmungserscheinungen in den Beinen auf. Dann ist sofortige ärztliche Hilfe erforderlich, denn sonst besteht die Gefahr, daß der Nerv irreparabel geschädigt wird.

Auch durch eine Verengung des Wirbelkanals (Wirbelkanalstenose) können Nerven oder das Rückenmark selbst gereizt und Schmerzen oder Gefühlsstörungen in den Beinen (oder auch in den Armen) hervorgerufen werden. Auch zu einem sekundären Restless-Legs-Syndrom kann es durch eine solche Verengung des Wirbelkanals kommen. Wirbelkanalstenosen können durch angeborene Fehlbildungen, degenerative Wirbelsäulenveränderungen oder Bildung von Narbengewebe nach einer Operation entstehen. Dies läßt sich durch eine Röntgenuntersuchung feststellen.

Wirbelkanalverengung

Bei der Polyneuropathie handelt es sich um eine Erkrankung der peripheren Nerven, die das Zentralnervensystem mit Muskeln, Sinnes-

Polyneuropathie

organen und inneren Organen verbinden. Die häufigsten Ursachen sind Diabetes mellitus, Niereninsuffizienz und Alkoholmißbrauch; es gibt aber auch noch eine Vielzahl anderer Erkrankungen, bei denen begleitend eine Polyneuropathie auftreten kann. Sie äußert sich in Gefühlsstörungen wie Kribbeln, Taubheitsgefühl, Schmerzen oder Kälteempfindungen in Füßen und Beinen, seltener in Händen und Armen. Häufig kommt es dabei auch zum Burning-Feet-Syndrom, einem anfallsweisen, heftigen Brennen der Füße.

Burning-Feet-Syndrom

Die Symptome bei der Polyneuropathie unterscheiden sich dadurch von den RLS-Beschwerden, daß sie nicht nur nachts, sondern auch tagsüber auftreten und sich normalerweise durch Bewegung nicht bessern.

Akathisie

Die Akathisie tritt als Nebenwirkung einer Behandlung mit Neuroleptika, manchmal aber auch als Begleiterscheinung der Parkinson-Krankheit auf. Ähnlich wie beim Restless-Legs-Syndrom leiden die Patienten unter einem unerträglichen Bewegungsdrang: Sie können weder ruhig sitzen noch stehen, haben das Gefühl, sich ständig bewegen zu müssen. Oft verschaffen sie sich durch Auf-der-Stelle-Treten Erleichterung.

Im Gegensatz zum RLS treten die Beschwerden bei der Akathisie aber nicht nur in Ruhe auf, sondern auch bei Bewegung, und sie verschlimmern sich nachts nicht. Außerdem beschränkt sich die Unruhe bei der Akathisie nicht auf die Beine, sondern erstreckt sich auf den ganzen Körper – die Patienten haben das Gefühl, innerlich förmlich zu „explodieren" oder „aus der Haut zu fahren". Der Schlaf ist bei der Akathisie im Gegensatz zum Restless-Legs-Syndrom kaum beeinträchtigt.

Die Behandlung besteht darin, die Neuroleptika-Dosis zu reduzieren oder auf andere Medikamente umzusteigen; dann legen sich die Beschwerden meist.

Schlafstörungen können verschiedene Ursachen haben

Es gibt diverse Schlafstörungen, die häufig mit dem Restless-Legs-Syndrom verwechselt werden, obwohl sie ganz andere Ursachen haben und daher natürlich auch anders behandelt werden müssen.

Eine sehr häufig vorkommende Schlafstörung ist das Schlafapnoe-Syndrom. Dabei kommt es immer wieder zu nächtlichen Atemaus-

Schlafapnoe-Syndrom

setzern, die ziemlich lange (zehn Sekunden oder sogar noch länger) dauern können. Während dieser Atemstillstandsphasen werden Herz und Gehirn nicht ausreichend mit Sauerstoff versorgt; und hier liegt die Gefahr dieses häufig unerkannten Syndroms: Durch die mangelnde Sauerstoffversorgung können mit der Zeit Bluthochdruck und Herzinsuffizienz entstehen, ja sogar ein Herzinfarkt oder Schlaganfall kann durch Schlafapnoe verursacht werden.

Außerdem ist der Tief- und Traumschlafanteil bei von Schlafapnoe Betroffenen zu gering, denn der Sauerstoffmangel verursacht im Gehirn eine Aufwachreaktion – gewissermaßen als Alarmsignal –, und der Patient schnarcht und prustet dann nach solchen Atemstillstandsphasen laut und heftig, um wieder Luft zu bekommen. Einen großen Teil der Nacht verbringen Schlafapnoe-Betroffene daher in leichtem Schlaf. Ausgeprägte Tagesmüdigkeit, Konzentrations- und Leistungsschwäche sind die Folge.

Die Ursache der Schlafapnoe liegt meist darin, daß die Schlund- und Rachenmuskulatur während des Schlafs übermäßig erschlafft und die Luftzufuhr versperrt. So kommt es zu den Atemstillständen und dem lauten Schnarchen. Die Behandlung des Schlafapnoe-Syndroms hängt von der Schwere der Erkrankung ab: Oft reicht es schon aus, wenn der Betroffene abnimmt (Übergewicht begünstigt nämlich das Auftreten von Schlafapnoe) und auf Alkohol und die Einnahme von Schlafmitteln verzichtet. In schwereren Fällen muß der Patient nachts eine Nasenmaske tragen, über die Luft in die Atemwege gepumpt wird.

Manchmal treten Schlafapnoe-Syndrom und RLS gemeinsam auf. Doch auch bei Schlafapnoe-Betroffenen, die nicht an RLS leiden, kommen unwillkürliche nächtliche Beinbewegungen (PLMS) häufiger vor als bei anderen Menschen; deshalb sind Schlafapnoe und Restless-Legs-Syndrom nicht immer leicht voneinander abzugrenzen. Oft bemerkt der Bettpartner die Schlafapnoe eher als der Betroffene selbst: Längere Atemaussetzer, gefolgt von heftigem, lautem Schnarchen und Prusten, sind ein deutlicher Hinweis auf ein Schlafapnoe-Syndrom. In Zweifelsfällen schafft eine Untersuchung im Schlaflabor Klarheit.

! Schlafapnoe ist wegen des dadurch entstehenden Schlafmangels
● und der möglichen Folgeerkrankungen dringend behandlungsbedürftig; deshalb ist eine genaue Diagnose sehr wichtig. Sie kann nur anhand einer Untersuchung im Schlaflabor gestellt werden.

Narkolepsie   Auch bei Menschen, die an Narkolepsie leiden – das ist eine Erkrankung, die sich durch chronische Tagesmüdigkeit und wiederholte

Schlafanfälle während des Tages äußert – kommen unwillkürliche nächtliche Beinbewegungen häufig vor. Seltenere Erkrankungen, die manchmal irrtümlicherweise für ein Restless-Legs-Syndrom gehalten werden, sind nächtliche epileptische Anfälle und die REM-Schlaf-Verhaltensstörung, bei der der Patient sich in der REM-Schlafphase sehr heftig bewegt, was bis zur Selbstverletzung gehen kann.

Epilepsie, REM-Schlaf-Verhaltens-störung

Muskelzuckungen verschiedener Ursache

Außer den PLMS gibt es auch noch andere Muskelzuckungen, die zwar nichts mit dem Restless-Legs-Syndrom zu tun haben, aber manchmal damit verwechselt werden. Bei manchen Menschen treten nach körperlicher Aktivität schmerzhafte Muskelfaszikulationen (Muskelzuckungen) auf; diese Beschwerden lassen sich jedoch – im Gegensatz zum RLS – durch Ruhe lindern. Selten kommt das „Painful-Legs-and-Moving-Toes-Syndrom" vor, das sich durch ziehende, in der Tiefe empfundene Schmerzen in den Beinen und unwillkürliche Zehenbewegungen äußert. Möglicherweise handelt es sich dabei um eine Variante des Restless-Legs-Syndroms.

Syndrom der schmerzhaf-ten Muskel-faszikulatio-nen

Painful-Legs-and-Moving-Toes-Syn-drom

Wie bereits erwähnt, kommen unwillkürliche Beinbewegungen im Schlaf (PLMS) auch bei Menschen vor, die nicht an einem Restless-Legs-Syndrom leiden – dann spricht man von einem Periodic Limb Movement Disorder oder PLMS-Syndrom. (Dabei handelt es sich um eine Unterform des RLS.) Ob diese Beinbewegungen als krankhaft und somit behandlungsbedürftig zu bewerten sind, hängt davon ab, ob der Schlaf darunter leidet oder nicht. Häufig klagen die Betroffenen gar nicht über Schlafbeschwerden, weil sie nichts von den Beinbewegungen merken; trotzdem ist ihr Schlaf dadurch beeinträchtigt, was sich in starker Tagesmüdigkeit äußert. Auch hier bringt in Zweifelsfällen eine Untersuchung im Schlaflabor Klärung.

Periodic Limb Movement Disorder (PLMS-Syndrom)

> Mit zunehmendem Alter werden unwillkürliche Beinbewegungen im Schlaf (PLMS) – auch ohne Restless-Legs-Syndrom – immer häufiger.

Und so wird die Diagnose gestellt

Die Diagnose „Restless-Legs-Syndrom" zu stellen ist eigentlich sehr einfach – vorausgesetzt, der Arzt kennt die typischen Symptome. In den meisten Fällen genügt schon eine Befragung des Patienten: Aus seiner Schilderung der Vorgeschichte und der Beschwerden (Anamnese) kann der Arzt entnehmen, ob er an einem Restless-Legs-Syn-

Anamnese

Partner-
anamnese

drom leidet oder nicht. Im Zweifelsfall wird der Bettpartner befragt (Partneranamnese), der dann meist über heftige, ruckhafte Bewegungen des RLS-Patienten im Schlaf berichtet. Auch wird der Arzt dann noch die Frage stellen, ob es in der Familie des Betroffenen möglicherweise noch andere Personen (Eltern, Großeltern, Geschwister)

Familien-
anamnese

gibt, die an ähnlichen Beschwerden leiden (Familienanamnese). Antwortet der Betroffene mit Ja, so erhärtet das den Verdacht auf ein Restless-Legs-Syndrom. Labortests zur Bestätigung der Diagnose gibt es nicht, da bei RLS-Patienten keine meßbaren Störungen des Nervensystems vorliegen.

Behandlung
mit L-Dopa
zur Bestäti-
gung der
Diagnose

In Zweifelsfällen greifen manche Ärzte zu dem „Trick", den Patienten mit dem bereits erwähnten Medikament Levodopa (L-Dopa) zu behandeln: Die meisten Menschen, die an einem Restless-Legs-Syndrom leiden, sprechen auf dieses Medikament so zuverlässig an, daß ihre Beschwerden schon in der ersten oder zweiten Nacht verschwinden oder zumindest deutlich gelindert werden. Ist das der Fall, so kann man davon ausgehen, daß der Patient an RLS leidet; wenn nicht, muß nach anderen Ursachen für die Beschwerden gesucht werden.

> Manchmal ist es schwierig, das Restless-Legs-Syndrom vom hyperkinetischen Syndrom bei Kindern abzugrenzen. In solchen Fällen bietet es sich ganz besonders an, eine Therapie mit L-Dopa zu versuchen. Spricht das Kind darauf an, so liegt mit ziemlicher Sicherheit ein Restless-Legs-Syndrom vor.

Untersu-
chung im
Schlaflabor
bei unklarer
Diagnose

Nur in Zweifelsfällen, die sich anders nicht klären lassen, wird eine Untersuchung im Schlaflabor durchgeführt, denn solche Untersuchungen sind recht zeitaufwendig und daher natürlich auch teuer, und außerdem gibt es nur wenige Kliniken bzw. Zentren für Schlafmedizin, die über ein neurologisch ausgerichtetes Schlaflabor verfügen, so daß der Patient unter Umständen eine recht weite Reise auf sich nehmen muß.

Eine Untersuchung im Schlaflabor bietet sich beispielsweise dann an, wenn die medikamentöse Therapie nicht den gewünschten Erfolg bringt oder wenn nicht ganz klar ist, ob der Patient am Restless-Legs-Syndrom oder an einer anderen Erkrankung leidet, die Schlafstörungen verursacht. Bei manchen RLS-Patienten steht nämlich der gestörte Schlaf im Vordergrund des Beschwerdebildes; die Mißempfindungen in den Beinen sind fast nicht oder überhaupt nicht vorhanden, sondern nur die unwillkürlichen Bewegungen in der Nacht, die zu Aufwachvorgängen führen. Solche Patienten wissen dann häufig nur, daß sie schlecht schlafen und morgens todmüde sind und vielleicht sogar ihre Leistungsfähigkeit eingeschränkt ist, haben aber keine Ahnung, woran das liegt. In solchen Fällen sollte eine Untersuchung im Schlaflabor durchgeführt werden, um das RLS von anderen mit Schlafstörungen verbundenen Erkrankungen (beispielsweise dem Schlafapnoe-Syndrom) abzugrenzen.

Was passiert im Schlaflabor?

Normalerweise muß der Patient zur Diagnosestellung ein bis zwei Nächte im Schlaflabor verbringen. Dort wird alles, was sich während des Schlafs bei ihm tut, genauestens registriert: Elektroden am Kopf messen seine Gehirnströme (Elektroenzephalogramm = EEG), mit Hilfe von Elektroden an den Beinen werden seine Muskelaktivitäten aufgezeichnet (Elektromyogramm = EMG). Auch ein Elektrokardiogramm (EKG) wird gemacht, und sogar die Augenbewegungen werden registriert (Elektrookulogramm = EOG). Auf diese Weise kann man feststellen, wie häufig bei dem Patienten unwillkürliche

**Wichtige Parameter,
die im Schlaflabor untersucht werden können:**
■ Die Häufigkeit der periodischen Beinbewegungen pro Stunde Schlaf (PLMS-Index). Fünf PLMS pro Stunde gelten noch als gutartiges, nicht krankhaftes Phänomen. Krankheitswert hat erst ein PLMS-Index von mehr als fünf pro Stunde.

PLMS-Index

■ Für die Schlafqualität noch wichtiger ist der Arousal-Index: Das ist die Anzahl der PLMS pro Stunde Schlaf, die zu einer Weckreaktion im EEG (Arousal) oder zum vollständigen Erwachen führen.

Arousal-Index

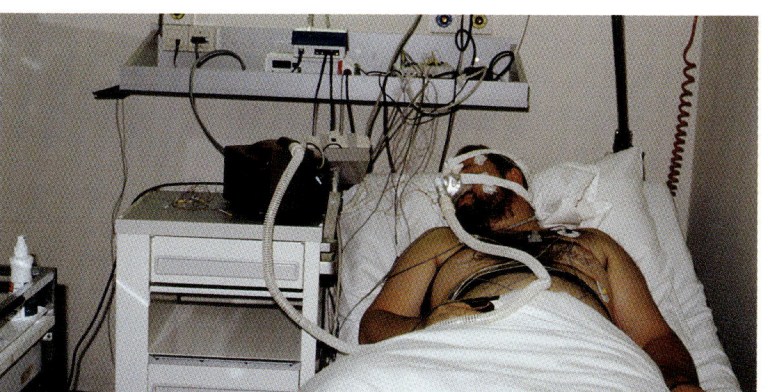

Total verkabelt: Elektroden am Kopf des Patienten messen die Gehirnströme, Elektroden an den Beinen geben Aufschluß über die nächtlichen Muskelaktivitäten. Nach ein oder zwei Nächten weiß man mit ziemlicher Sicherheit genau, was los ist!

nächtliche Beinbewegungen auftreten und wie sie sich auf seinen Schlaf auswirken: Kommt es dadurch immer wieder zu kurzzeitigen Weckreaktionen im EEG (sogenannten Arousals), oder wacht der Patient sogar vollständig auf? Inwieweit sind REM-Schlaf und Tiefschlaf beeinträchtigt?

Außerdem werden mittels eines Atmungsfühlers sowie eines Brust- und Bauchgurts Atemströme und Atembewegungen gemessen. Das alles wird aufgezeichnet und am nächsten Tag ausgewertet. Zudem wird ein Schlafprofil (Hypnogramm) erstellt.

Was für Untersuchungen sind sonst noch erforderlich?

Selbst wenn die Diagnose „Restless-Legs-Syndrom" eindeutig feststeht, müssen noch weitere Untersuchungen durchgeführt werden, um zu klären, ob es sich um ein sekundäres oder ein idiopathisches RLS handelt. (Sie erinnern sich: Beim sekundären Restless-Legs-Syndrom ist eine andere Erkrankung oder Befindlichkeit die Ursache; das idiopathische RLS hingegen tritt ohne erkennbare ursächliche Erkrankung auf.) So sollte der Arzt beispielsweise eine Blutuntersuchung veranlassen, um festzustellen, ob der Patient an einem Eisen- oder Vitaminmangel (Vitamin B_{12}, Folsäure) leidet. Auch die Nierenwerte müssen bestimmt werden, um abzuklären, ob dem Restless-Legs-Syndrom nicht möglicherweise eine beginnende Niereninsuffizienz zugrunde liegt. Bluttests zur Überprüfung der Schilddrüsenfunktion sind ebenfalls angezeigt, um eine Schilddrüsenerkrankung (beispielsweise Über- oder Unterfunktion der Schilddrüse) als mögliche Ursache der Restless-Legs-Beschwerden auszuschließen.

Bei Verdacht auf eine Neuropathie oder eine Schädigung von Nervenwurzeln können die Messung der Nervenleitgeschwindigkeit und ein Elektromyogramm (Aufzeichnung der Muskelaktivitäten) Klarheit schaffen. Außerdem wird der Arzt den Patienten natürlich auch genau fragen, welche Medikamente er einnimmt, um auszuschließen, daß ein medikamentenbedingtes Restless-Legs-Syndrom vorliegt.

Blutuntersuchung

Im Grunde ist die Diagnose nicht schwer zu stellen; aber nur wenige Ärzte kennen sich mit RLS aus. Deshalb ist die Wahl des richtigen Arztes von entscheidender Wichtigkeit. Auf Seite 94f. dieses Buches finden Sie Info-Adressen, an die Sie sich wenden können, um den Namen eines Arztes in Ihrer Nähe zu erfragen, der in der Diagnose und Behandlung des RLS Erfahrung hat.

Diagnosekriterien der Restless Legs Syndrome Study Group

■ Minimalkriterien (1–4)

1. Mißempfindungen in den Extremitäten (meistens in den Beinen, manchmal auch in den Armen), verbunden mit Bewegungsdrang; manchmal auch nur Bewegungsdrang
2. Motorische Unruhe (die Patienten haben das Gefühl, sich bewegen zu müssen, um sich Erleichterung zu verschaffen)
3. Die Symptome verschlimmern sich in Ruhe oder treten nur in Ruhe auf (beispielsweise im Liegen oder Sitzen). Sie lassen sich zumindest teilweise und vorübergehend durch Aktivität reduzieren.
4. Die Symptome werden am Abend bzw. in der Nacht schlimmer.

■ Zusätzliche klinische Zeichen (5–9)

5. Schlafstörungen und die Konsequenzen daraus (Ein- und Durchschlafstörungen, Tagesmüdigkeit)
6. Unwillkürliche Bewegungen:
   a. periodische Beinbewegungen im Schlaf (PLMS)
   b. unwillkürliche Beinbewegungen im Wachzustand und in Ruhe (PLM)
7. Die neurologische Untersuchung ist beim idiopathischen RLS unauffällig (normales EMG, normale Nervenleitgeschwindigkeit). Bei sekundären Formen kann das RLS Ausdruck einer anderen Erkrankung (z. B. Polyneuropathie) sein.
8. RLS-Beschwerden können in jedem Lebensalter beginnen. Zwischendurch können längere Remissionen (beschwerdefreie Phasen) auftreten; im allgemeinen handelt es sich jedoch um eine fortschreitende Erkrankung.
9. Die Familienanamnese ist häufig positiv; das heißt, das RLS tritt familiär gehäuft auf.

Um Ärzten die Diagnose des Restless-Legs-Syndroms zu erleichtern, hat die International Restless Legs Syndrome Study Group einen Katalog von Diagnosekriterien aufgestellt. Die vier Minimalkriterien müssen beim RLS in jedem Fall erfüllt sein; die zusätzlichen klinischen Zeichen können, müssen aber nicht unbedingt vorhanden sein.

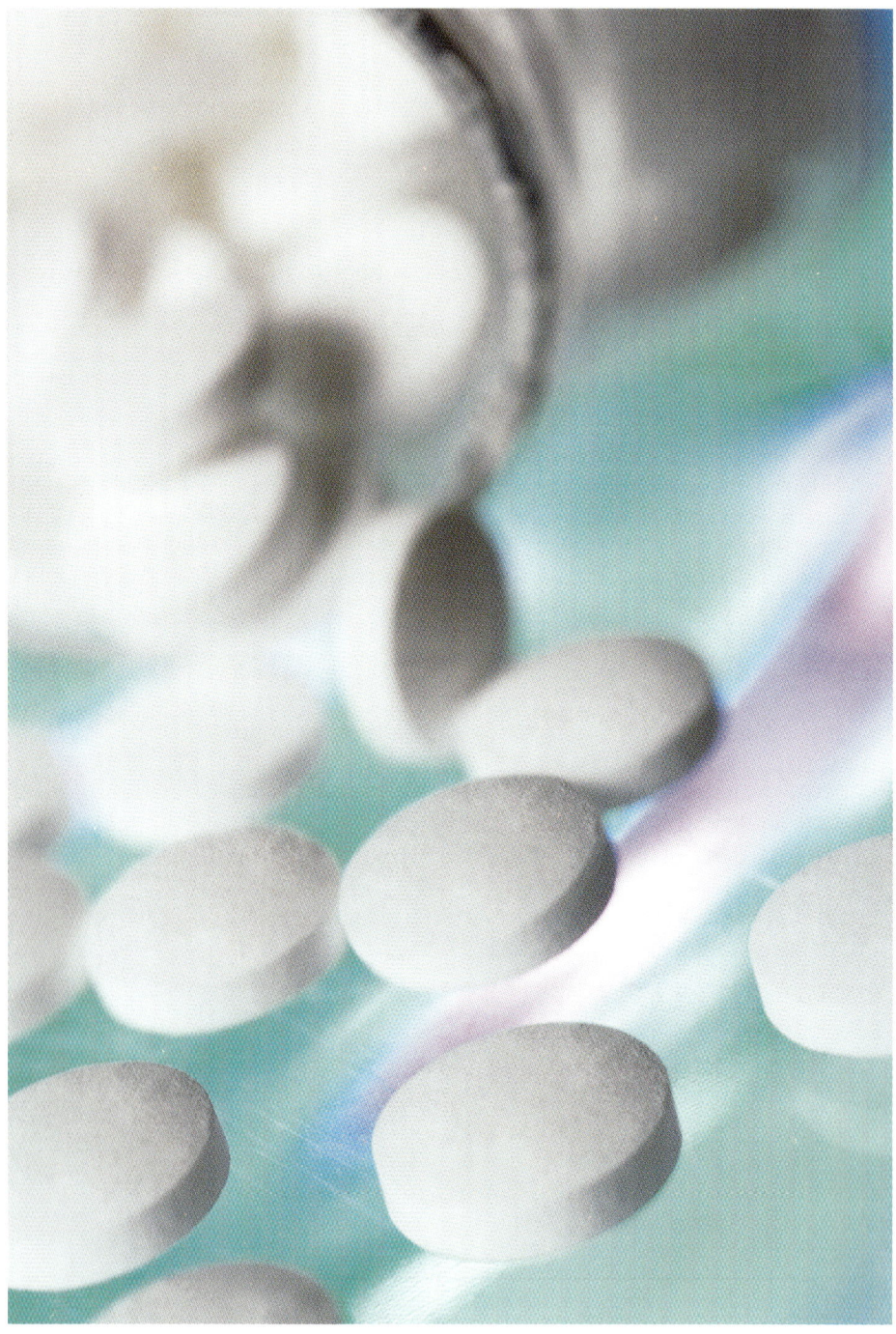

3 Die Behandlung des Restless-Legs-Syndroms

Heilen läßt sich das Restless-Legs-Syndrom bisher leider nicht – man kennt ja noch nicht einmal die genaue Ursache. Eine Ausnahme stellt in dieser Hinsicht lediglich das sekundäre oder symptomatische RLS dar: Häufig verschwinden hierbei die Beschwerden oder lassen zumindest erheblich nach, sobald man die Grunderkrankung beseitigt hat.

Doch auch wer nicht an einem sekundären, sondern an einem idiopathischen Restless-Legs-Syndrom leidet, braucht nicht zu verzweifeln: Wenn auch (bis jetzt) noch keine endgültige Heilung dieser Erkrankung möglich ist, so lassen sich die Beschwerden doch erfolgreich medikamentös behandeln. Allerdings muß man sich darüber im klaren sein, daß es sich hier um eine rein symptomatische Therapie handelt – das heißt, der Patient muß seine Medikamente (in Absprache mit dem Arzt) stets einnehmen; sobald er sie eigenmächtig absetzt, treten die Beschwerden wieder auf.

Wann muß ein RLS behandelt werden?

Es gibt leichte Fälle des Restless-Legs-Syndroms, die nicht unbedingt mit Medikamenten behandelt werden müssen. Bei einer leichten Ausprägung der Erkrankung, wie sie vor allem zu Beginn häufig vorliegt, treten die Beschwerden nicht täglich, sondern nur hin und wieder (zum Beispiel ein- bis dreimal pro Woche) auf und sind auch nicht so gravierend, daß der Nachtschlaf dadurch erheblich beeinträchtigt wäre. Oft liegen dazwischen wochenlange beschwerdefreie Phasen. Ein solches RLS läßt sich häufig ohne medikamentöse Maßnahmen in den Griff bekommen – und zwar genau mit den Aktivitäten, mit denen der Restless-Legs-Geplagte ohnehin instinktiv auf seine Beschwerden reagiert: Aufstehen und Umhergehen, Gymnastik, Massage, kaltes oder warmes Abduschen der Füße usw.

leichtes Restless-Legs-Syndrom

Eine medikamentöse Therapie ist erst dann angezeigt, wenn das RLS häufiger auftritt und/oder wenn Schlaf und Lebensqualität dadurch erheblich beeinträchtigt sind. Es gibt verschiedene Medikamente, die gegen das Restless-Legs-Syndrom eingesetzt werden können, und nicht alle Betroffenen sprechen auf eine Substanz gleich gut an. Außerdem haben all diese Medikamente Nebenwirkungen, die beim einen Patienten vielleicht in sehr ausgeprägter Form auftreten, beim anderen nur in leichter Form und beim dritten möglicherweise gar nicht. Diesen individuellen Unterschieden entsprechend benötigen Arzt und Patient manchmal eine gewisse Zeit, um herauszufinden, welches das richtige Präparat und die optimale Dosierung ist.

Aber diese Geduld lohnt sich auf jeden Fall, denn das Restless-Legs-Syndrom ist – selbst in schweren Fällen – fast immer erfolgreich therapierbar. Auf welche Medikamentendosis der Patient am Ende eingestellt wird, hängt auch von seinen individuellen Wünschen und Zielvorstellungen ab: Viele Patienten sind erst dann zufrieden, wenn sie komplette Beschwerdefreiheit erreicht haben – was in den meisten Fällen auch machbar ist. Es gibt aber auch Patienten, die mit geringen Beschwerden (beispielsweise tagsüber oder am Abend) ganz gut leben können und ihre Medikamente nicht schon am Tag, sondern lieber erst vor dem Zubettgehen nehmen wollen. Das Ziel einer RLS-Therapie besteht darin, ein Maß zu finden, das den Patienten zufriedenstellt – das heißt: so viel Medikament wie nötig, aber so wenig wie möglich.

Medikamente zur Behandlung des RLS

Bei der Behandlung des Restless-Legs-Syndroms unterscheidet man zwischen Medikamentengruppen erster, zweiter und dritter Wahl. Die Medikamente zweiter Wahl kommen zum Einsatz, wenn die Arzneimittel erster Wahl nicht wirken bzw. ihre Wirkung nicht ausreicht. Bei den Medikamenten dritter Wahl handelt es sich um Substanzen, deren Wirkung gegen RLS noch nicht so gut erforscht ist oder die nur in manchen Fällen helfen.

Arzneimittel erster Wahl gegen RLS sind:
- Levodopa (L-Dopa)
- Dopaminagonisten.

Zu den Arzneimitteln zweiter Wahl gehören:
- Benzodiazepine
- Opiate.

Bei RLS-Patienten wird zunächst eine Therapie mit Medikamenten erster und dann zweiter Wahl versucht, wobei je nach Schwere der Erkrankung, Wirksamkeit, Kontraindikationen und Nebenwirkungen entweder Levodopa, Dopaminagonisten, Benzodiazepine, Opiate oder eine Kombination verschiedener dieser Medikamente zur Anwendung kommen können. Erst wenn alle Therapieversuche mit solchen Arzneimitteln fehlgeschlagen sind (was allerdings nur selten vorkommt), kann eine Behandlung mit einem der Medikamente dritter Wahl versucht werden.

Medikamente erster Wahl Wenden wir uns nun zunächst einmal den Medikamenten erster Wahl zu.

Grundregeln für die Behandlung des Restless-Legs-Syndroms

■ Um Nebenwirkungen zu vermeiden, sollte jedes Medikament zunächst in der niedrigstwirksamen Dosis eingesetzt werden.

■ Manchmal muß eine Zeitlang experimentiert werden, bis man das richtige Medikament und die richtige Dosis gefunden hat. Hier sind Geduld und aktive Mitarbeit des Patienten gefordert.

■ In manchen Fällen ist es notwendig, mehrere verschiedene Medikamente miteinander zu kombinieren, um eine optimale Wirkung zu erzielen.

■ Wenn sich herausstellt, daß ein Medikament in dieser niedrigen Dosierung keine ausreichende Wirkung auf die RLS-Beschwerden hat, aber keine (oder keine gravierenden) Nebenwirkungen hervorruft, kann man die Dosis langsam steigern, bis Beschwerdefreiheit erreicht ist.

L-Dopa – in vielen Fällen das erfolgreiche Mittel

Bei den meisten Patienten kann das RLS zunächst mit L-Dopa (Levodopa) behandelt werden; erst wenn diese Behandlung nicht ausreicht, wird auf ein anderes Medikament oder eine Kombinationstherapie (Levodopa plus ein anderes Medikament) umgestiegen.

Bei dem ursprünglich für die Behandlung der Parkinson-Krankheit entwickelten L-Dopa handelt es sich um eine Dopamin-Vorstufe – das heißt, einen Wirkstoff, der im Gehirn in den Neurotransmitter (Nervenbotenstoff) Dopamin umgewandelt wird. Das Medikament ist also identisch mit der körpereigenen Substanz, die bei RLS zuwenig vorhanden ist oder nicht richtig funktioniert. Der genaue Wirkmechanismus der L-Dopa-Therapie beim Restless-Legs-Syndrom ist bislang noch nicht geklärt; aber die Wirkung ist in mehreren klinischen Studien an vielen RLS-Patienten zweifelsfrei erwiesen: L-Dopa beseitigt oder lindert nicht nur die unangenehmen Mißempfindungen in den Beinen, sondern auch die unwillkürlichen Beinbewegungen (PLMS), und zwar sofort – das heißt, in der Regel spürt der Patient bereits in der ersten Nacht nach Einnahme von Levodopa eine Linderung oder sogar vollständi-

Das richtige Medikament bzw. die richtige Medikamentenkombination zu finden erfordert oft viel Zeit und eine intensive Zusammenarbeit zwischen Arzt und Patient.

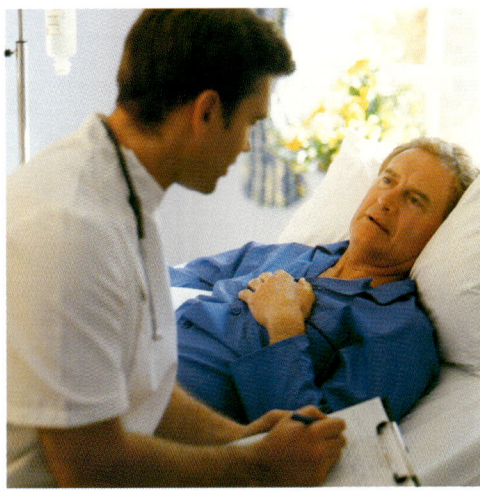

ge Befreiung von seinen Beschwerden. Da der Schlaf durch L-Dopa viel besser wird, glauben manche Patienten, daß L-Dopa ein Schlafmittel sei. Dies ist aber nicht der Fall; es verbessert nur die Symptome und führt dadurch indirekt zu mehr Ruhe in der Nacht.

L-Dopa eignet sich vor allem zur Therapie eines leichten bis mittelschweren Restless-Legs-Syndroms. Wie grundsätzlich beim RLS, so **Dosierung** gilt auch hier: Man sollte mit einer möglichst niedrigen Dosierung anfangen und die Dosis dann bei Bedarf steigern. Bei RLS mit Ein- **Einschlaf-** schlafstörungen nimmt man etwa eine Stunde vor dem Zubettgehen **störungen** 50 mg L-Dopa standard ein; falls dies nicht ausreicht – das heißt, wenn daraufhin nur eine geringfügige Linderung der Symptome eintritt –, kann man die Dosis in den nächsten Nächten langsam auf 100 mg und später bis auf 200 mg erhöhen. Die meisten Patienten kommen mit 100 bis 200 mg L-Dopa pro Nacht gut aus.

Ein Problem besteht darin, daß Levodopa eine ziemlich kurze Halbwertszeit hat – das heißt, die Wirkung hält nur etwa vier Stunden (die erste Nachthälfte) an. Für Patienten, bei denen das Restless-Legs-Syndrom sich hauptsächlich in Einschlafstörungen äußert, reicht das vollkommen aus; doch viele RLS-Betroffene leiden zusätz- **Durchschlaf-** lich unter Durchschlafstörungen, das heißt, die typischen Mißemp- **störungen** findungen, Unruhe und Muskelzuckungen treten auch oder besonders in der zweiten Nachthälfte auf. Diese Patienten wachen dann oft spät nachts oder in den frühen Morgenstunden auf, wenn die Wirkung des L-Dopa-Standardpräparats nachläßt, weil sich die Beschwerden wieder einstellen. Sie können dann nicht mehr einschlafen oder schlafen nur noch schlecht.

Für solche Patienten empfiehlt es sich, L-Dopa in Retardform (Madopar® Depot, NACOM® Retard) zu nehmen. Bei Ein- *und* Durchschlafstörungen können Standardpräparat und Retardpräparat kombiniert werden.

> **❗** Je leerer Ihr Magen am Abend ist und je weniger Eiweiß Sie im
> **●** Magen haben, um so besser wirkt das L-Dopa-Präparat. Deshalb
> sollten Sie es in einigem zeitlichen Abstand zu einer Mahlzeit
> einnehmen. Da L-Dopa-Präparate (und auch Dopaminagoni-
> sten) auf leeren Magen aber manchmal nicht so gut verträglich
> sind (es können Übelkeit oder Magenschmerzen auftreten),
> kann bei Einnahme des Medikaments ein kleiner Imbiß (Zwie-
> back oder Knäckebrot) hilfreich sein.

Beschwerden Patienten, die auch tagsüber Beschwerden haben, können mehrere **tagsüber** kleine Dosen des Medikaments (beispielsweise dreimal 100 mg) über den Tag verteilt einnehmen. Insgesamt sollte eine Dosis von

400 bis 600 mg pro Tag jedoch nicht überschritten werden. Patienten, bei denen eine solche Dosis zur Behandlung ihrer RLS-Beschwerden nicht ausreicht, hilft eine höhere Dosis erfahrungsgemäß ohnehin meistens nicht. Dann ist häufig eine Umstellung auf einen Dopaminagonisten oder eine Kombinationstherapie erforderlich.

maximale Dosis

Vor- und Nachteile einer Therapie mit L-Dopa

Da die Wirkung bei L-Dopa schnell eintritt, kann dieses Medikament gut bei kurzfristigem Bedarf eingenommen werden. Deshalb eignet sich L-Dopa auch gut zur Behandlung eines leichten RLS, bei dem die Beschwerden nur an manchen Tagen auftreten, wie es vor allem bei jüngeren Betroffenen oft der Fall ist: Der Patient kann das Medikament einnehmen, wenn er die Symptome spürt, und es am nächsten Tag, wenn er beschwerdefrei ist, wieder weglassen. Bei den Dopaminagonisten geht dies nicht; hier ist nur eine kontinuierliche Therapie möglich, da die Eindosierungsphase über mehrere Tage erfolgt.

Einnahme nach Bedarf

Wenn ein ganz schneller Wirkungseintritt erwünscht ist, kann der Patient eine Tablette Madopar® LT in einem Glas Wasser auflösen und trinken; dann tritt die Wirkung schon nach ungefähr einer Viertelstunde ein. Das empfiehlt sich beispielsweise, wenn plötzlich quälende Beschwerden auftreten oder wenn eine Situation, bei der es erwartungsgemäß Probleme geben wird (zum Beispiel Theaterbesuch, Konferenz, längere Flug- oder Busreise, Dialyse usw.), unmittelbar bevorsteht.

Madopar LT: in Wasser lösliche Tabletten für raschen Wirkungseintritt

L-Dopa wird in der Regel gut vertragen. In niedrigen Dosierungen gibt es kaum Nebenwirkungen, in höheren häufiger. Wenn Nebenwirkungen auftreten, dann meist leichte Übelkeit, die nach ein paar Tagen wieder verschwindet. Falls erforderlich, kann man vor Einnahme des L-Dopa-Präparats 20 mg Domperidon nehmen. (Domperidon ist ein Antiemetikum, das heißt ein Medikament gegen Übelkeit und Erbrechen; enthalten ist der Wirkstoff beispielsweise in Motilium®-Tropfen und -Filmtabletten.) Andere Antiemetika sind nicht zu empfehlen, da sie die RLS-Symptome zum Teil verschlimmern können. Seltener treten Mundtrockenheit und leichte Kopfschmerzen auf. Manche Patienten klagen auch über verstärkte Wachheit und Einschlafstörungen – und das, obwohl sich die eigentlichen RLS-Beschwerden durch die Therapie mit L-Dopa gebessert haben. In solchen Fällen empfiehlt es sich, abends zusätzlich zum L-Dopa vorübergehend ein Medikament zur Einschlafhilfe (zum Beispiel Ximovan®, Bikalm® oder Stilnox®) einzunehmen.

Nebenwirkungen

Die häufigsten bei RLS verordneten L-Dopa-Präparate		
Medikament	Wirkstoff Darreichungsform	Firma
isicom® 250 mg/ isicom® mite (100 mg)	L-Dopa (Tabletten)	Desitin Arznei- mittel GmbH
Madopar® 62,5/125/ 125T/250	L-Dopa (Kapseln)	Hoffmann LaRoche
Madopar® LT	L-Dopa (in Wasser lösliche Tabletten)	
Madopar® Depot	L-Dopa (Retardkapseln)	
NACOM® 100/250	L-Dopa (Tabletten)	Du Pont Pharma GmbH
NACOM® 100 Retard/ 200 Retard	L-Dopa (Retardtabletten)	
Striaton® 200 mg	L-Dopa (Tabletten)	Knoll Deutschland

Gegen-anzeigen

Kontraindikationen (Gegenanzeigen) gibt es kaum: Patienten mit Glaukom (grünem Star) müssen häufiger ihren Augeninnendruck kontrollieren lassen; Patienten, die MAO-A-Hemmer (ein Anti-depressivum) einnehmen, dürfen kein L-Dopa nehmen. Außerdem hat L-Dopa eine propsychotische Wirkung; deshalb ist bei Patienten, die an einer Psychose leiden, Vorsicht geboten.

Augmen-tation

Gravierender als diese Nebenwirkungen und Kontraindikationen ist das Problem, daß unter Einnahme von L-Dopa eine Augmentation auftreten kann: Nach ein paar Monaten – in denen der Patient zunächst recht gut auf L-Dopa angesprochen hat – treten die RLS-Symptome nun schon zeitiger am Tag auf (beispielsweise morgens oder am Spätnachmittag statt abends), sind stärker ausgeprägt als vorher und/oder beziehen auch andere Körperteile mit ein. So kann es zum Beispiel sein, daß ein Patient, der vorher nur über Unruhe und Mißempfindungen in den Beinen geklagt hat, diese Beschwer-den nun plötzlich auch in den Armen hat. Es kann auch passieren, daß die RLS-Beschwerden nach Nachlassen der L-Dopa-Wirkung stärker auftreten, als dies normalerweise (ohne L-Dopa) der Fall ge-wesen wäre. Dann spricht man von einem Rebound-Effekt.

Rebound-Effekt

Wie und warum es zu dieser Augmentation bzw. diesem Rebound-Effekt kommt, weiß man noch nicht genau. Erfahrungsgemäß tritt dies bei höherer L-Dopa-Dosierung (über 300 mg pro Tag) um so wahrscheinlicher auf. Deshalb wäre es völlig verkehrt, der Verschlimmerung der Symptome entgegenwirken zu wollen, indem man die L-Dopa-Dosis noch weiter erhöht. Man sollte dann vielmehr auf einen Dopaminagonisten (oder eine Kombinationstherapie mit einem Dopaminagonisten) umsteigen. Damit läßt sich das Problem meist schon innerhalb von ein paar Tagen oder Wochen in den Griff bekommen. Ein weiterer Faktor, der höchstwahrscheinlich das Auftreten einer Augmentation begünstigt, ist der Schweregrad des Restless-Legs-Syndroms. Deshalb behandeln viele Ärzte Patienten, die unter einem schweren RLS leiden und bereits vor Beginn der Therapie auch tagsüber Beschwerden haben, von vornherein mit einem Dopaminagonisten.

Umstieg auf einen Dopaminagonisten

Bei etwa einem Drittel der Restless-Legs-Patienten, die mit L-Dopa behandelt werden, kommt es im Laufe der ersten Behandlungsmonate zu einer Augmentation – vor allem bei schwerem RLS (mit Beschwerden auch tagsüber) oder hoher L-Dopa-Dosis.

Medizinische Studien zur Wirksamkeit von L-Dopa

Medizinische Studien sind zur Zulassung eines Medikaments wichtig. In diesen Studien werden Wirkung und Nebenwirkungen neuer Medikamente untersucht. Patienten, die an solchen Studien teilnehmen, haben nicht nur die Chance, für sich selbst ein neues Medikament zu entdecken, das ihnen vielleicht besser hilft als die bisherigen, sondern sie tragen gleichzeitig auch dazu bei, daß ein wirksames Medikament für ihre Erkrankung entwickelt und zugelassen wird.

1995 führten Frau Dr. Claudia Trenkwalder und Kollegen[1] eine Studie mit L-Dopa standard (Madopar®) an 17 Patienten mit idiopathischem und elf Patienten mit urämischem Restless-Legs-Syndrom durch. Die Patienten nahmen in den ersten vier Wochen entweder L-Dopa oder Placebo ein; in der zweiten vierwöchigen Phase der Studie erhielten diejenigen Patienten, die vorher L-Dopa genommen hatten, Placebo, der Placebo-Gruppe hingegen wurde jetzt L-Dopa verabreicht. Vor Beginn der Studie und nach den einzelnen Behandlungsphasen wurden die Patienten im Schlaflabor untersucht; außerdem mußten sie ein Schlaftagebuch führen und wurden in regelmäßigen Abständen nach Wirkung des Medikaments, Nebenwirkungen, Allgemeinbefinden und Lebensqualität befragt. Bei den Untersuchungen im Schlaflabor zeigte sich, daß die unwillkürlichen nächtlichen Beinbewegungen

(PLMS) während der ersten Nachthälfte (in den ersten vier
Stunden nach Einnahme von Madopar®) bei allen Patienten signifikant reduziert waren. Aus den Schlaftagebüchern war zu entnehmen, daß die Patienten unter der Therapie mit L-Dopa seltener
aufwachten sowie Unruhe und Mißempfindungen in den Beinen
weniger stark ausgeprägt waren. Auch ihre allgemeine Verfassung
war besser, und sie schätzten ihre Lebensqualität positiver ein:
„Mehr Lebenszufriedenheit und weniger negative Gefühle", so
lautete ihr Urteil.

Die häufigsten Nebenwirkungen waren Kopfschmerzen, Mundtrockenheit und Übelkeit. Nur ein einziger Patient mit urämischem RLS beendete die Studie vorzeitig, weil sein Zustand sich
verschlechtert hatte. Die Studie zeigt, daß die Therapie mit L-Dopa
nicht nur beim idiopathischen, sondern auch beim urämischen
RLS wirksam ist.

Um die Wirkung von L-Dopa standard und L-Dopa mit Retardwirkung (Madopar® 125 T und Madopar® Depot) bei Patienten mit
Durchschlafstörungen miteinander zu vergleichen, führten Frau
Dr. Trenkwalder und Kollegen[2] 1997 eine weitere Studie an 30
Patienten durch, die entweder an idiopathischem oder urämischem RLS litten und gut auf die Therapie mit L-Dopa standard
ansprachen, aber in der zweiten Nachthälfte über Durchschlafprobleme klagten. Diese Patienten erhielten in der ersten Behand-
lungsphase entweder L-Dopa standard (Madopar® 125 T) plus
Placebo oder aber L-Dopa standard plus L-Dopa mit Retard-
wirkung (Madopar® Depot). In der zweiten Phase erhielt die
L-Dopa standard/Placebo-Gruppe statt des Placebos zusätzlich zur
Standardmedikation Madopar® Depot, und umgekehrt.

Die Studie zeigte, daß eine Kombination aus Standard- und
Retardpräparaten der alleinigen Behandlung mit L-Dopa standard
bei Patienten mit Durchschlafstörungen eindeutig überlegen ist.
Die Anzahl der PLMS war in der Phase der Kombinationstherapie
viel geringer; sie sank bei allen Patienten im Durchschnitt von
rund 722 auf rund 338. Die Studienteilnehmer wachten seltener
auf und fühlten sich am nächsten Tag wesentlich ausgeruhter.

1996 behandelten J. Schwarz und C. Trenkwalder[3] an der Ludwig-
Maximilians-Universität und am Max-Planck-Institut in München
mehrere RLS-Patienten erfolgreich mit L-Dopa (NACOM® bzw.
NACOM® Retard). Bei einer 50jährigen Patientin, die seit
23 Jahren an RLS mit nächtlichen Muskelzuckungen, Schmerzen

und Kribbeln in den Beinen sowie ausgeprägten Ein- und Durchschlafstörungen litt, ließen sich die Schlafstörungen durch Einnahme einer Tablette NACOM® Retard (200 mg) zufriedenstellend bessern.

Ein 59jähriger Dialysepatient, der nur noch eine Stunde pro Nacht schlafen konnte, erreichte ebenfalls durch 200 mg NACOM® Retard eine Besserung seiner Durchschlafprobleme; doch dafür nahmen seine RLS-Beschwerden tagsüber zu. Daraufhin erhielt der Patient viermal 100 mg NACOM® (Standardpräparat), über den Tag verteilt, und abends vor dem Schlafengehen zusätzlich noch ein Benzodiazepin (5 mg Diazepam) und einen Dopaminagonisten (2,5 mg Bromocriptin). Auf diese Weise ließ sich seine Schlafdauer immerhin auf vier bis fünf Stunden pro Nacht erhöhen.

Bei einem 52jährigen Mann, der seit sechs Jahren unter Kribbeln und Schmerzen in beiden Beinen und Füßen litt, konnten die Einschlafstörungen durch ein L-Dopa-Standardpräparat (NACOM®) gebessert werden. Als er zusätzlich noch jeden Abend vor dem Schlafengehen 200 mg NACOM® Retard einnahm, besserten sich auch die Durchschlafstörungen. Selbst einer Patientin, die unter recht ungewöhnlichen RLS-Beschwerden litt (brennendes und kribbelndes Gefühl an beiden Fußsohlen, obwohl keine Polyneuropathie bestand), konnte geholfen werden: Ihre nächtlichen Muskelzuckungen ließen nach, als sie begann, jeden Abend 200 mg NACOM® Retard zu nehmen, und ihre Gesamtschlafdauer erhöhte sich von drei bis vier Stunden auf sechseinhalb Stunden pro Nacht. Zusätzlich nahm die Frau dreimal 100 mg NACOM® Retard über den Tag verteilt ein, wodurch sich auch ihre Restless-Legs-Beschwerden tagsüber besserten.

Dopaminagonisten – wenn L-Dopa nicht hilft

Ebenso wie L-Dopa stammen die Dopamin-Rezeptoragonisten ursprünglich aus der Therapie der Parkinson-Krankheit. Sie unterscheiden sich in ihrer Zusammensetzung von Levodopa: Bei L-Dopa handelt es sich, wie bereits erwähnt, um eine Dopamin-Vorstufe, die im Gehirn unter Einwirkung von Enzymen in Dopamin umgewandelt wird. Das Dopamin paßt damit exakt an die Dopaminrezeptoren – besondere Zellbestandteile an der Zelloberfläche, an die das Dopamin binden kann, damit die Zelle eine bestimmte Funktion ausführt. Denn wenn die Zelle zuwenig Dopamin bekommt, arbeitet sie nicht richtig, und dann entstehen bei RLS-Patienten die Symptome.

Unterschied zwischen L-Dopa und Dopaminagonisten

Dopaminagonisten hingegen sind künstliche Substanzen, die nur in einigen Bereichen Ähnlichkeit mit Dopamin haben. Ein ganz bestimmter Abschnitt des Dopaminagonisten paßt genau wie das Dopamin selbst an den Rezeptor. Für die Zelle mit dem Dopaminrezeptor ist es dann so, als befände sich dort Dopamin. Dopaminagonisten imitieren also die Wirkung von Dopamin. Das hat Vor- und Nachteile. Die Vorteile sind:

längere Wirkdauer, stärkere Wirkung

■ Die meisten Dopaminagonisten haben eine längere Wirkdauer, weil sie vom Körper nicht so schnell abgebaut werden wie Dopamin.
■ Sie wirken stärker.

mehr Nebenwirkungen

Der Hauptnachteil besteht darin, daß Dopaminagonisten oft mehr Nebenwirkungen haben. Denn da Dopaminagonisten in einigen Bereichen anders aussehen als Dopamin, wirken sie auch an anderen Stellen im Gehirn, wo Dopamin selbst nicht wirken würde.

Augmentation, Rebound-Effekt

Dopaminagonisten eignen sich vor allem
■ zur Behandlung schwererer RLS-Fälle
■ und wenn bei Behandlung mit L-Dopa eine Augmentation oder ein Rebound-Effekt auftritt.

schweres RLS

Bei einem schweren Restless-Legs-Syndrom leidet der Patient jeden Tag unter RLS-Beschwerden und gravierenden Schlafstörungen, so daß er ohne medikamentöse Behandlung kaum noch zur Ruhe kommt. Oft treten die Beschwerden in solchen Fällen auch schon tagsüber auf. Hier wirken Dopaminagonisten meist besser als L-Dopa, weil die Wirkung stärker und die Wirkdauer länger ist.

Vor- und Nachteile einer Therapie mit Dopaminagonisten

Im Gegensatz zu L-Dopa kann man Dopaminagonisten allerdings nicht in akuten Bedarfssituationen einnehmen und wieder absetzen, sobald keine Beschwerden mehr bestehen; diese Präparate eignen sich nur für eine Dauertherapie, weil man die Agonisten wegen der Nebenwirkungen langsam eindosieren muß: Das heißt, man beginnt mit niedrigen Dosen und steigert diese über Tage hinweg langsam.

einschleichende Dosierung

Die Wirkung tritt erst nach ungefähr zwei Stunden ein; deshalb sollte man das Präparat möglichst schon mindestens ein bis zwei Stunden vor dem gewünschten Wirkungseintritt einnehmen. Dopaminagonisten haben eine ziemlich lange Halbwertszeit, so daß sie bei Einnahme am Abend die ganze Nacht hindurch wirken, ohne daß die zusätzliche Verabreichung eines Retardpräparats notwendig wäre. Bei einigen Dopaminagonisten genügen zwei bis drei Einnahmen für 24 Stunden. Ein Präparat (Cabaseril®) braucht für eine 24stündige Wirkung nur einmal am Tag eingenommen zu werden –

ein großer Vorteil für Patienten, die auch tagsüber an Restless-Legs-Beschwerden leiden. Ein weiterer Vorteil besteht darin, daß Dopaminagonisten – im Gegensatz zu L-Dopa – kaum schlechter resorbiert werden, wenn man sie zu den Mahlzeiten einnimmt.

Die am häufigsten auftretende Nebenwirkung von Dopaminagonisten ist Übelkeit, die jedoch meist nach den ersten Behandlungswochen wieder abklingt. Deshalb sollte das Medikament langsam eindosiert und möglicherweise in den ersten Wochen zusätzlich Domperidon (Motilium®) gegen Übelkeit eingenommen werden. Weitere häufige Nebenwirkungen sind: verstopfte Nase, Kopfschmerzen, Halluzinationen, Schwindel, Störungen der Sexualfunktion, Ödeme, depressive Verstimmungen, trockener Mund, Verstopfung und ein Absinken des Blutdrucks (Hypotonie) unter Einnahme von Dopaminagonisten. **Neben-wirkungen**

Manche Patienten klagen auch über eine verstärkte Wachheit, Unruhe, Rastlosigkeit und Schlaflosigkeit trotz Beseitigung der RLS-Beschwerden. In solchen Fällen kann entweder der Dopaminagonist gewechselt oder abends zusätzlich ein Medikament zur Einschlafhilfe (beispielsweise Ximovan®, Bikalm® oder Stilnox®) verabreicht werden. Grundsätzlich ist es bei gravierenderen Nebenwirkungen oft empfehlenswert, das Präparat zu wechseln; meist wird ein anderer Dopaminagonist besser vertragen. Während es sich bei allen L-Dopa-Präparaten um ein und denselben Wirkstoff (Levodopa) handelt, gibt es nämlich bei den Dopaminagonisten Präparate mit verschiedenen Substanzen, die alle ein unterschiedliches Wirkungsprofil und auch unterschiedlich ausgeprägte Nebenwirkungen haben. **verschiedene Präparate mit unterschied-lichem Wirkungs- und Neben-wirkungs-profil**

Grundsätzlich gilt, daß alle Dopaminagonisten wirksam sind; das individuelle Wirkungs- und Nebenwirkungsspektrum ist jedoch unterschiedlich. Deshalb kann man hier keine allgemeingültigen Empfehlungen geben, sondern der Patient muß in Zusammenarbeit mit seinem Arzt geduldig ausprobieren, welches Präparat bei ihm am besten wirkt und am besten verträglich ist.

Dopaminagonisten der ersten Generation: Bromocriptin und Pergolid

Die ersten Dopaminagonisten, die entwickelt wurden, sind Bromocriptin und Pergolid, wobei der neuere Dopaminagonist Pergolid (Parkotil®) wegen seiner längeren Halbwertszeit und damit auch längeren Wirkdauer empfehlenswerter ist.

Neuere Therapiestudien zeigen, daß gerade Patienten mit schwerem Restless-Legs-Syndrom, bei denen eine Therapie mit L-Dopa

Neben-wirkungen

Dosierung

fehlschlug, sehr gut auf Pergolid ansprechen. Um die unter Pergolid zu Beginn der Therapie häufig auftretende Übelkeit möglichst gering zu halten und das Auftreten einer Hypotonie (zu niedriger Blutdruck) zu vermeiden, sollte das Medikament langsam aufdosiert werden: Man beginnt mit 0,05 mg pro Tag (vor dem Schlafengehen) und erhöht diese Dosis dann jeden zweiten Tag um weitere 0,05 mg, bis eine wirksame Dosis erreicht ist, Nebenwirkungen auftreten oder man bei einer in der Regel ausreichenden Dosis von maximal 0,6 bis 0,8 mg angelangt ist.

Im Durchschnitt liegt die wirksame Dosis bei 0,2 bis 0,35 mg; in besonderen Fällen können mehr als 1 mg, ja sogar bis unter 2 mg verabreicht werden. Zusätzlich werden in den ersten Wochen dreimal täglich 20 mg Domperidon eingenommen. Bei Bedarf kann die Pergolid-Tagesdosis auch aufgeteilt und ein Teil davon bereits am Tag oder am frühen Abend genommen werden.

Augmen-tation

Zwar trat in manchen Studien auch bei Pergolid hin und wieder eine Augmentation auf; dies kam aber wesentlich seltener vor als bei L-Dopa und war auch nicht so gravierend. Das Problem ließ sich in allen Fällen in den Griff bekommen, indem man entweder die Pergolid-Dosis reduzierte und den betroffenen Patienten zusätzlich vor dem Schlafengehen noch ein Opiat verabreichte oder ihnen eine zusätzliche Nachmittagsdosis Pergolid verordnete, die dann nicht zu einer weiteren Augmentation führte.

Gegen-anzeigen

Bei Überempfindlichkeit gegen Mutterkornalkaloid-Derivate darf Pergolid nicht eingenommen werden. Vorsicht ist geboten bei Niereninsuffizienz (dann sind Alpha-Dihydroergocryptin oder Cabergolin günstiger), außerdem bei Herzrhythmusstörungen oder anderen schwerwiegenden Herzerkrankungen und Leberinsuffizienz.

Medizinische Studien zur Wirksamkeit von Pergolid

Im Jahr 1996 verglichen die amerikanischen Ärzte C. J. Earley und R. P. Allen[4] in einer Studie in den USA Pergolid und L-Dopa. Sie untersuchten insgesamt 47 Patienten, die entweder an Restless Legs oder an einem ausgeprägten PLMS-Syndrom litten.
21 Patienten blieben bei ihrer bisherigen L-Dopa-Therapie; 26 stiegen auf eine Behandlung mit Pergolid um. Earley und Allen stellten fest, daß diejenigen Patienten, die am PLMS-Syndrom litten, durchweg besser auf L-Dopa ansprachen, während bei den Testpersonen mit schwerem RLS Pergolid am besten wirkte: 73 % der Patienten konnten erfolgreich mit Pergolid behandelt werden; bei allen war die Wirkung der vorherigen Therapie mit L-Dopa nicht

ausreichend gewesen. Eine Augmentation trat bei der Behandlung mit Pergolid wesentlich seltener auf: Von den 28 Patienten, die unter der Therapie mit L-Dopa über Augmentation geklagt hatten, hatten nur vier mit Pergolid ähnliche Probleme; bei den anderen bildete sich die Augmentation unter Pergolid zurück. Nur bei einem Patienten war die Augmentation so gravierend, daß er das Pergolid absetzen mußte; bei den anderen drei löste man das Problem, indem man die Pergolid-Dosis senkte und zusätzlich vor dem Schlafengehen ein Opiat verabreichte. Die am häufigsten auftretenden Nebenwirkungen waren Übelkeit, Schmerzen und Nasenverstopfung.

Um mehr Klarheit über die Langzeitwirkung und das mögliche Auftreten einer Augmentation bei Pergolid zu gewinnen, untersuchten Staedt und Mitarbeiter[5] von der Universität Göttingen 1997 acht Patienten, die seit rund anderthalb Jahren mit Pergolid behandelt worden waren, im Schlaflabor. Während dieser Behandlungszeit hatten nur vier Patienten ihre Pergolid-Dosis erhöht, und bei allen waren die Beschwerden unter der Behandlung mit Pergolid fast vollständig verschwunden; nur bei drei der Befragten traten etwa 20 Stunden nach Einnahme des Medikaments (also am Nachmittag des nächsten Tages) leichte RLS-Symptome auf. Die Patienten konnten insgesamt länger im Bett bleiben und auch länger schlafen, und die Schlafqualität war besser.

An Nebenwirkungen wurden berichtet: trockene Nasenschleimhaut, leichte Übelkeit (die keiner Behandlung bedurfte) und Blähungen. Daraus zogen die Autoren (im Widerspruch zu der vorher zitierten Studie) die Schlußfolgerung, daß auch bei längerer Behandlung mit Pergolid keine Augmentation auftritt.

In einer 1997 von Silber und Kollegen[6] an der Mayo-Klinik in Rochester, Minnesota (USA), durchgeführten Studie wurden 20 Patienten mit schwer therapierbarem Restless-Legs-Syndrom etwa zwei Jahre lang mit Pergolid (durchschnittliche Tagesdosis: 0,26 mg; maximale Tagesdosis: 0,75 mg) behandelt. Bei diesen Patienten hatte die vorherige Behandlung mit L-Dopa entweder keine befriedigende Wirkung gezeigt, oder sie hatten eine Augmentation entwickelt; einer hatte die L-Dopa-Therapie wegen Nebenwirkungen abgebrochen.

Die Resultate der Studie waren vielversprechend: Bei neun Patienten verschwanden die RLS-Beschwerden völlig oder fast völlig; bei zehn ließen sie sich zumindest recht gut in den Griff bekommen; nur ein einziger konnte überhaupt keine Verbesserung seines Zustands feststellen. Bei allen Studienteilnehmern, die vorher unter der Behandlung mit L-Dopa eine Augmentation entwickelt hatten, bildete sich diese unter der Pergolid-Therapie im Laufe von ein bis drei Tagen wieder zurück.

Allerdings traten bei zwölf der 20 Patienten Nebenwirkungen (Übelkeit, Schwindelgefühl, Schlafprobleme, Verstopfung, verstopfte Nase, Sehstörungen) auf; fünf brachen deshalb nach rund vier Monaten die Behandlung wieder ab. Vier Patienten klagten über eine Augmentation (leichte Beschwerden nachmittags oder am Abend), die sich aber durch eine zusätzliche Nachmittags- oder Abenddosis Pergolid problemlos beseitigen ließ. Die Patienten mit Schlafstörungen erhielten zusätzlich zum Pergolid ein Benzodiazepin und konnten dann gut schlafen.

Ein Gewöhnungseffekt (Toleranzentwicklung) wurde bei keinem der Patienten beobachtet. Allerdings waren die Nebenwirkungen häufiger und gravierender als bei der Behandlung mit L-Dopa. Deshalb schlugen die Autoren der Studie vor, Pergolid nur bei denjenigen Patienten einzusetzen, bei denen eine Therapie mit L-Dopa aus irgendwelchen Gründen (Augmentation, mangelhafte Wirkung, Nebenwirkungen) nicht möglich ist.

J.Winkelmann und Mitarbeiter[7] führten 1998 am Max-Planck-Institut in München und an der Philipps-Universität in Marburg eine Studie mit 15 Patienten durch, die an einem schweren Restless-Legs-Syndrom litten und unter Behandlung mit L-Dopa innerhalb eines Zeitraums von durchschnittlich sieben Monaten eine gravierende Augmentation entwickelt hatten: Bei den Patienten, die vorher nur abends Beschwerden gehabt hatten, traten die RLS-Symptome nun auch schon tagsüber auf. Bei denjenigen, die auch vorher schon über Tagesbeschwerden geklagt hatten, verstärkten sich diese. Auch sonst wurden die Beschwerden schlimmer und hinderten sie stärker am Einschlafen als zuvor. Wenn sie abends vor dem Zubettgehen L-Dopa einnahmen, wirkte das Medikament nicht mehr so gut wie früher, und es dauerte länger, bis sie einschlafen konnten. Außerdem breiteten sich die Beschwerden nun auch in zunehmendem Maß von den Beinen auf die Arme aus.

Bei allen diesen Patienten besserten sich die nächtlichen RLS-Beschwerden schon nach drei- bis fünftägiger Behandlung mit Pergolid (in Tagesdosen von 0,1 bis 1,25 mg) deutlich, und die Tagessymptome verschwanden völlig. Zwar traten auch in dieser

Studie Nebenwirkungen auf, diese waren aber bei keinem der Patienten so gravierend, daß er die Behandlung deshalb abbrechen mußte. Die Übelkeit, die in den ersten Behandlungswochen mit Pergolid häufig auftrat, ließ sich durch Einnahme von Domperidon gut unterdrücken; die häufigsten Probleme waren eine verstopfte Nase (bei vier Patienten) und Schlafprobleme (bei drei Patienten).

Besonders ermutigend für Betroffene, die an einem urämischen Restless-Legs-Syndrom leiden: Die Studie zeigte, daß Pergolid sich auch für solche Patienten sehr gut eignet. 13 der Personen, die an der Studie teilnahmen, litten an einem idiopathischen, zwei an einem urämischen RLS. Diese beiden Patienten hatten vorher eine hohe Dosis L-Dopa benötigt und konnten nun mit einer niedrigen Dosis Pergolid behandelt werden, ohne daß irgendwelche Nebenwirkungen auftraten.

Neuere Dopaminagonisten

In den letzten Jahren sind einige neue Dopaminagonisten auf den Markt gekommen, bei denen die Nebenwirkungen teilweise geringer sind als bei Pergolid und bei denen eine Augmentation bisher nicht festgestellt werden konnte:

- Alpha-Dihydroergocryptin (Almirid®)
- Lisurid (Dopergin®)
- Ropinirol (ReQuip®)
- Cabergolin (Cabaseril®, Dostinex®)
- Pramipexol (Sifrol®).

geringere Nebenwirkungen, keine Augmentation

Zu den gut verträglichen Dopaminagonisten der zweiten Generation gehört möglicherweise Alpha-Dihydroergocryptin (Almirid®): Die für Dopaminagonisten sonst typischen Nebenwirkungen wie Übelkeit und Erbrechen, Müdigkeit und die blutdrucksenkende Wirkung sind bisherigen Erfahrungen nach zu urteilen bei Almirid® nur gering ausgeprägt und klingen meist nach wenigen Behandlungstagen wieder ab. Möglicherweise jedoch wirkt das Medikament nicht so stark und ist deshalb bei schwerem RLS nicht ausreichend wirksam.

Alpha-Dihydro-ergocryptin (Almirid®)

Die empfohlene Tagesdosis liegt bei 20 bis 40 mg; diese Dosis kann bei Bedarf bis auf 80 mg erhöht werden. Bei Leberinsuffizienz und im Kindesalter sollte Almirid® nicht eingenommen werden; Vorsicht ist geboten bei psychischen Störungen, Hypotonie (zu niedrigem Blutdruck) und gleichzeitiger Behandlung mit Antihypertensiva (Medikamenten gegen Bluthochdruck).

Gegenanzeigen

**Medizinische Studie
zur Wirksamkeit von Alpha-Dihydroergocryptin**

1998 wurde an der Universität Göttingen von F. Tergau und Mitarbeitern[8] eine Studie mit 16 Patienten durchgeführt, die im Durchschnitt seit zwölf Jahren an einem idiopathischen Restless-Legs-Syndrom litten. Um Nebenwirkungen möglichst gering zu halten, wurde das Medikament langsam aufdosiert: Die Patienten erhielten an den ersten drei Abenden jeweils 5 mg Almirid®, an den nächsten vier Tagen 10 mg. Dann wurde die Dosis je nach Bedarf schrittweise weiter gesteigert (bis zu einer Maximaldosis von 60 mg täglich); die durchschnittliche Tagesdosis nach Ende der fünften Studienwoche lag bei 20 mg.

Bei 15 der 16 Studienteilnehmer war die Behandlung erfolgreich: Die Mißempfindungen verschwanden fast völlig, und die Patienten konnten besser schlafen. (Die nächtliche Schlafdauer erhöhte sich um ein bis drei Stunden.) Zehn Patienten bewerteten die Wirksamkeit von Almirid® als „sehr gut", drei als „gut" und einer als „befriedigend". Elf der 16 Studienteilnehmer waren mit der Wirkung des Medikaments so zufrieden, daß sie die Therapie nach Ende der Studie fortsetzten; von diesen mußte die Dosis bei drei Patienten erhöht werden, weitere drei erhielten eine Kombinationstherapie mit L-Dopa. Auch nach sechs bis zwölf Monaten war die Therapie immer noch wirksam. Möglicherweise ein Pluspunkt des Medikaments ist seine gute Verträglichkeit: Unerwünschte Nebenwirkungen traten unter der Behandlung mit Alpha-Dihydroergocryptin fast nur zu Therapiebeginn auf; lediglich vier Patienten mußten zusätzlich Domperidon gegen Übelkeit einnehmen, und nur eine einzige Patientin brach die Behandlung wegen Magenbeschwerden vorzeitig ab.

Lisurid (Dopergin®)

Nebenwirkungen

Recht vielversprechend ist auch der Dopaminagonist Lisurid (Dopergin®). Die häufigsten Nebenwirkungen bei diesem Medikament sind Übelkeit, Erbrechen, Müdigkeit, Benommenheit, Kopfschmerzen, Schwindel, Schlafstörungen (frühzeitiges Erwachen) und plötzlicher Blutdruckabfall – vor allem zu Beginn der Therapie, wenn man die Tabletten ohne gleichzeitige Mahlzeit einnimmt, bei zu hoher Dosis oder zu rascher Dosissteigerung. Empfehlenswert ist daher eine langsame Aufdosierung (beginnend mit einer Anfangsdosis von 0,1 mg bis auf 0,3 oder 0,4 mg); um Übelkeit vorzubeugen, sollte auch hier gleichzeitig Domperidon (dreimal täglich 10 bis 20 mg) eingenommen werden.

Medizinische Studie
zur Wirksamkeit von Lisurid

In einer medizinischen Studie[9] wurden zwei Patientengruppen mit mittlerem bis schwerem RLS mit Lisurid behandelt. Neun dieser Patienten (Gruppe 1) hatten vorher keine andere Therapie erhalten, die anderen vier (Gruppe 2) hatten eine Vorbehandlung mit L-Dopa hinter sich. Beide Gruppen erhielten zunächst jeden Abend vor dem Schlafengehen 0,1 mg Lisurid. Diese Dosis wurde innerhalb der ersten Woche je nach Bedarf bis auf maximal 0,4 mg erhöht; gleichzeitig erhielten die Patienten zum Schutz gegen Übelkeit Domperidon. In beiden Gruppen betrug die durchschnittliche Lisurid-Dosis 0,3 mg. In Gruppe 2 (die gleichzeitig L-Dopa nahm) konnte die L-Dopa-Dosis durch die zusätzliche Einnahme von Lisurid um rund 18 % reduziert werden. Sechs Patienten klagten über leichte Nebenwirkungen (Magenschmerzen, Übelkeit, Schwindel, Angst, Blutdruckabfall). Schon nach der ersten Behandlungswoche waren sechs der insgesamt 13 Patienten beschwerdefrei, nach vier Behandlungswochen hatten weitere fünf Patienten Beschwerdefreiheit erreicht. Die anderen beiden berichteten, daß ihre Symptome sich deutlich zurückgebildet hatten, und klagten nur noch ab und zu über leichte Beschwerden.

Sehr gute Erfolge ließen sich auch mit dem neuen Dopaminagonisten Ropinirol (ReQuip®) erzielen – manchmal in einer Kombinationstherapie mit L-Dopa. Ropinirol erwies sich sowohl bei Restless Legs als auch beim PLMS-Syndrom (Periodic Limb Movement Disorder) als wirksam. Das Präparat hat mit einer Halbwertszeit von sechs bis neun Stunden eine geeignete Wirkdauer für die Nacht. Aufgrund der bisherigen Erfahrungen liegt die empfohlene Tagesdosis zwischen 0,5 und 16 mg; die Dosis muß jedoch grundsätzlich individuell für jeden Patienten ermittelt werden. Die häufigste Nebenwirkung ist Übelkeit; dieses Problem läßt sich jedoch durch langsame Aufdosierung in der Regel gut in den Griff bekommen. Gegenanzeigen sind schwere Niereninsuffizienz und Leberfunktionsstörungen.

Ropinirol (ReQuip®)

Dosierung

Nebenwirkungen

Gegenanzeigen

Medizinische Studien zur Wirksamkeit von Ropinirol

In einer von J. Haan[10] an der Neurologischen Klinik Maria Hilf in Mönchengladbach durchgeführten Studie wurden 38 Patienten, die zum Teil schon sehr lange (bis zu 20 Jahre) an RLS litten, mit

Ropinirol (ReQuip®) behandelt. 34 der Studienteilnehmer hatten Restless Legs, die restlichen vier litten an einem PLMS-Syndrom. Die Behandlung hatte bei 27 der 34 RLS-Patienten guten bis sehr guten Erfolg.

Zwölf dieser Patienten hatten vorher mit unbefriedigendem Behandlungserfolg andere Medikamente – L-Dopa, Pergolid, ein Opiat (Tilidin) oder eine Kombinationstherapie – erhalten. Von diesen zwölf schwer therapierbaren Patienten wurden immerhin zehn nach der Behandlung mit Ropinirol beschwerdefrei oder zumindest fast beschwerdefrei (einer erhielt eine Kombinations- therapie mit Ropinirol und L-Dopa).

Die Tagesdosis betrug 0,5 bis 2 mg (bei abendlicher Gabe war eine nochmalige nächtliche Medikation nicht notwendig; drei Patienten benötigten wegen Beschwerden tagsüber auch am Tage Ropinirol), wobei Haan sehr schnell aufdosierte: Er begann mit 0,5 mg am Abend und verdoppelte diese Dosis bereits am näch- sten Tag. Insgesamt wurde Ropinirol trotz der schnellen Aufdosie- rung gut vertragen; nur ein einziger Studienteilnehmer brach die Behandlung wegen Übelkeit ab.

Bei den sieben RLS-Patienten, bei denen die Behandlung mit Ropinirol nicht gewirkt hatte, wurden andere Therapien auspro- biert, die fast alle letztendlich zum Erfolg führten: Bei einem Patienten stellte sich im Verlauf heraus, daß er an Eisenmangel litt; er erhielt ein Eisenpräparat und war daraufhin beschwerde- frei. Ein Studienteilnehmer erhielt L-Dopa und Pergolid, drei wur- den mit einem Benzodiazepin (Clonazepam) behandelt, bei einem war eine Behandlung mit einem Opiat (Dihydrocodein) erforder- lich. Nur ein einziger Patient brach alle Behandlungsversuche ab. Sehr gut wirkte Ropinirol auch beim PLMS-Syndrom: Bei drei der vier PLMS-Patienten ließen sich mit 0,5 bis 1 mg täglich gute Be- handlungserfolge erzielen. Nur eine Patientin brach die Therapie nach mehreren Umstellversuchen ab.

Bei einer 1998 von William Ondo in Texas durchgeführten Studie[11] wurden 16 RLS-Patienten mit einer durchschnittlichen Tagesdosis von 2,8 ± 2,3 mg Ropinirol behandelt. Drei Studienteil- nehmer brachen die Behandlung wegen Nebenwirkungen (Aus- schlag und Ödem in den Beinen, Nervosität, Übelkeit) vorzeitig ab; bei diesen Patienten lagen jedoch erschwerende Umstände vor: Die Frau mit dem Ausschlag und dem Ödem in den Beinen litt zusätzlich an einer Neuropathie, die andere Patientin, die über Nervosität und Zittern klagte, hatte die Dosis des Benzodiazepins, das sie einnahm (Clonazepam), gerade von 1,5 auf 1 mg reduziert – vielleicht waren ihre Beschwerden nicht auf das Ropinirol, sondern auf Entzugserscheinungen zurückzuführen. Die Patientin, die an leichter Übelkeit litt, hatte kurz zuvor ihren Mann verloren. Bei den anderen Patienten waren die Nebenwirkungen (Übelkeit, Tagesmüdigkeit, Verdauungsprobleme) nicht sehr ausgeprägt.

Von den Patienten, die die Behandlung dennoch fortsetzten, berichteten zehn über eine deutliche und drei doch immerhin über eine mäßige Besserung ihrer Beschwerden. Zehn Patienten hielten Ropinirol für das beste Medikament gegen ihre RLS-Symptome; einer von ihnen fand es so gut wie L-Dopa, einer hielt es für ebensogut wie Pramipexol, und ein Studienteilnehmer war der Meinung, Pergolid wirke zwar besser, habe aber schwerere Nebenwirkungen.

Auch in der RLS-Ambulanz der Universitätsklinik Göttingen wurden inzwischen mehr als 40 Patienten mit Ropinirol (Dosierung: zwischen 0,5 mg und 25 mg pro Tag) behandelt. Bis auf ganz wenige Ausnahmen wirkte die Therapie sehr gut.

Cabergolin (Cabaseril®, Dostinex®)

Der Dopaminagonist Cabergolin (Cabaseril®, Dostinex®) ist wegen seiner langen Halbwertszeit besonders für schweres RLS mit Beschwerden am ganzen Tag geeignet.

In einer Studie von Dr. K. Stiasny[12], Marburg, wurden neun Patienten, die zum Teil an sehr schwerem RLS litten, untersucht; bei allen besserten sich die Beschwerden nach einem zwölfwöchigen Beobachtungszeitraum (mittlere Tagesdosis: 2,1 mg) deutlich, und sie schliefen besser. Um Nebenwirkungen (Übelkeit) vorzubeugen, erhielten die Patienten anfangs zusätzlich Domperidon. Die meisten vertrugen das Cabergolin gut und konnten das Domperidon schließlich absetzen. Nur bei einem einzigen Patienten war wegen Übelkeit eine vorübergehende Verringerung der Cabergolin-Dosis erforderlich.

Nebenwirkungen

Gegenanzeigen

Bei Überempfindlichkeit gegenüber Mutterkornalkaloid-Derivate darf Cabergolin nicht eingenommen werden. Vorsicht ist bei schweren Herzerkrankungen, Magengeschwüren und Blutungen in den Magen-Darm-Trakt, gravierenden Leberfunktionsstörungen und schweren psychischen Erkrankungen geboten.

Pramipexol (Sifrol®)

Auch der neueste Dopaminagonist, Pramipexol (Sifrol®), zeichnet sich durch eine sehr hohe Wirksamkeit (selbst bei schwerem, therapieresistentem RLS) und gute Verträglichkeit aus. Das Medikament wirkt besonders gut gegen die nächtlichen Beinbewegungen,

Dosierung

Gegen-anzeigen

Neben-wirkungen

die sich durch Pramipexol auf Normalwerte reduzieren lassen. Außerdem unterdrückt es bereits in relativ niedriger Dosis eine Augmentation selbst bei Patienten, bei denen eine Therapie mit Pergolid keinen Erfolg gehabt hatte. Die Halbwertszeit von Pramipexol beträgt circa neun Stunden; bei dreimal täglicher Einnahme läßt sich also ein Effekt rund um die Uhr erzielen. Empfohlen wird eine Tagesdosis von 0,375 bis 0,75 mg; mit diesen Dosierungen läßt sich bei den meisten Patienten Beschwerdefreiheit erzielen, in manchen Fällen sind noch höhere Dosen erforderlich.

Bei psychotischen Störungen und ernsten Herz-Kreislauf-Erkrankungen ist hinsichtlich der Einnahme von Pramipexol Vorsicht geboten. Die häufigsten Nebenwirkungen des Medikaments sind Übelkeit und Tagesmüdigkeit. Außerdem kann das Präparat offenbar zu Einschlafattacken auch tagsüber führen (sogenannter Sekundenschlaf), ohne daß die Patienten vorher Müdigkeit verspüren. Das sollte in jedem Fall bedacht werden, wenn Patienten Auto fahren oder Maschinen bedienen. Möglicherweise sind Einschlafattacken jedoch bei allen Dopaminagonisten eine Gefahr, und bei Pramipexol ist dies lediglich zum erstenmal erkannt worden.

> **!** Um Nebenwirkungen wie Übelkeit und Tagesmüdigkeit zu vermeiden, sollte man mit einer niedrigen Dosis Pramipexol beginnen und diese dann langsam steigern.

Medizinische Studien zur Wirksamkeit von Pramipexol

Siong-Chi Lin und Mitarbeiter[13] führten an der Mayo-Klinik in Jacksonville (Florida, USA) eine Studie mit 16 Patienten durch, bei denen alle bisherigen Therapieversuche (unter anderem mit L-Dopa, Pergolid, Benzodiazepinen und Opiaten) fehlgeschlagen waren. Unter Pergolid bzw. L-Dopa war bei den Patienten nach anfänglichem Behandlungserfolg eine Augmentation aufgetreten.

Fast allen Studienteilnehmern ging es nach einer zwei- bis dreimonatigen Behandlung mit Pramipexol wesentlich besser: Die nächtliche Unruhe in den Beinen hatte sich bei zwölf Patienten gebessert, die unwillkürlichen Beinbewegungen hatten bei zehn, die Schlafstörungen bei elf Studienteilnehmern nachgelassen. Die meisten vertrugen das Medikament gut; nur ein Patient schied wegen verstärkter Schlaflosigkeit vorzeitig aus der Studie aus.

Zu den unerwünschten Nebenwirkungen, die am häufigsten in dieser Studie auftraten, gehörten Abgeschlagenheit und Steifigkeitsgefühl (bei ungefähr einem Drittel der Studienteilnehmer);

diese Symptome waren aber möglicherweise gar nicht auf das Medikament selbst, sondern auf die Fibromyalgie zurückzuführen, an der vier der Patienten zusätzlich litten. Die Tagesdosis Pramipexol lag zwischen 0,2 und 0,4 mg. Eine Augmentation wurde bei keinem der Patienten beobachtet.

In einer 1998 von Jacques Montplaisir und Kollegen[14] durchgeführten Studie wurden zehn Patienten, die am Restless-Legs-Syndrom litten, einen Monat lang entweder mit Pramipexol oder Placebo behandelt. Die Patienten erhielten eine Stunde vor dem Schlafengehen zunächst 0,375 mg Pramipexol; nach einer Woche wurde die Tagesdosis auf 0,75 mg und nach einer weiteren Woche schließlich auf 1,5 mg gesteigert.

Beeindruckend war in dieser Studie vor allem die ausgezeichnete Wirkung von Pramipexol auf die unwillkürlichen Beinbewegungen in der Nacht und am Tage; auch die Beinunruhe und andere Mißempfindungen in den Beinen nahmen signifikant ab. Bei neun der zehn Studienteilnehmer verschwanden die RLS-Beschwerden vollständig, wobei fünf Patienten eine Tagesdosis von 0,375 mg, die restlichen vier eine Dosis von 0,75 mg pro Tag benötigten, um vollkommen beschwerdefrei zu sein. Beim zehnten Patienten besserten sich die Symptome zwar auch, er klagte allerdings immer noch über eine gewisse Unruhe und ein unangenehmes Gefühl in den Beinen.

Die häufigsten Nebenwirkungen, die in dieser Studie auftraten, waren Übelkeit, Verstopfung und Appetitlosigkeit (bei neun Patienten), Schwindelgefühl (bei vier Patienten) und Tagesmüdigkeit (bei drei Patienten) unter einer Dosis von 0,375 bis 0,75 mg Pramipexol; doch diese Nebenwirkungen waren glücklicherweise nicht sehr ausgeprägt und bildeten sich außerdem bei den meisten Patienten innerhalb von einer Woche zurück. Nur zwei Studienteilnehmer klagten über anhaltende Übelkeit bzw. Tagesmüdigkeit; diese hatten jedoch eine relativ hohe Dosis von 1,5 mg Pramipexol pro Tag eingenommen und reduzierten ihre Dosis daraufhin auf 0,75 mg pro Tag.

Acht Studienteilnehmer hatten vorher andere Medikamente gegen ihr Restless-Legs-Syndrom eingenommen: Vier Patienten waren auf ein Benzodiazepin (Clonazepam) eingestellt gewesen, drei wurden mit L-Dopa und einer mit Pergolid behandelt. Alle Studienteilnehmer berichteten, daß es ihnen unter der Behandlung mit Pramipexol besserging als mit den zuvor ausprobierten Medikamenten.

Die häufigsten bei RLS verordneten Dopaminagonisten		
Medikament	Wirkstoff Darreichungsform	Firma
Almirid® 5 mg/20 mg	Alpha-Dihydro-ergocryptin (Kapseln, Tabletten)	Desitin Arznei-mittel GmbH
Cabaseril® 1 mg/2 mg/ 4 mg	Cabergolin (Tabletten)	Pharmacia & Upjohn
Dopergin®	Lisurid (Tabletten)	Schering Deutsch-land GmbH
Dostinex®	Cabergolin (Tabletten)	Pharmacia & Upjohn
Kirim® 5 mg/10 mg	Bromocriptin (Kapseln)	Hormosan-Kwizda
Parkotil® 0,05 mg/ 0,25 mg/1 mg	Pergolid (Tabletten)	Lilly Deutsch-land GmbH
Pravidel® 5 mg/10 mg	Bromocriptin (Kapseln)	Novartis
ReQuip® 0,25 mg/0,5 mg/ 1 mg/2 mg/5 mg	Ropinirol (Tabletten)	Smith Kline Beecham Pharma
Sifrol® 0,088 mg/ 0,18 mg/0,7 mg	Pramipexol (Tabletten)	Boehringer Ingelheim

Behandlung von Kindern

Zur Behandlung von Kindern, die am Restless-Legs-Syndrom leiden, liegen noch nicht so viele Erfahrungsberichte vor. Normalerweise werden auch sie mit L-Dopa oder einem Dopaminagonisten behandelt. Da man noch nicht weiß, welche Auswirkungen es hat, wenn diese Medikamente schon im Kindesalter verabreicht werden, sollte man sie zurückhaltend einsetzen und möglichst vorsichtig dosieren.

In schweren Fällen helfen Opiate

Opiate wie beispielsweise Codein oder Morphin werden hauptsäch-lich zur Schmerztherapie eingesetzt; sie können aber auch beim Restless-Legs-Syndrom helfen, indem sie die Mißempfindungen in den Beinen verringern und dadurch den Schlaf verbessern. Beim PLMS-Syndrom scheinen sie weniger gut zu wirken: In einer Studie mit Patienten, die nicht an Restless Legs, sondern nur an diesen unwillkürlichen nächtlichen Beinbewegungen litten, sprach nur eine begrenzte Anzahl von Patienten auf die Behandlung mit Opiaten an.

Ebenso wie bei L-Dopa tritt auch bei Opiaten die Wirkung gleich in der ersten Nacht ein. Der genaue Wirkmechanismus von Opiaten beim RLS ist noch nicht bekannt; wahrscheinlich greifen sie ebenfalls in den Dopaminhaushalt ein.

Zunächst sollte bei jedem RLS-Patienten eine Therapie mit L-Dopa oder einem Dopaminagonisten (oder eine Kombination aus beidem) versucht werden. Erst wenn das nicht hilft oder aus irgendwelchen Gründen nicht möglich ist, kommt eine Behandlung mit einem Opiat in Frage. Opiate sind vor allem in folgenden Fällen für die Behandlung eines Restless-Legs-Syndroms geeignet:

■ Wenn ein Patient L-Dopa oder Dopaminagonisten wegen bestimmter Kontraindikationen nicht einnehmen darf oder

■ wenn L-Dopa und Dopaminagonisten nicht wirken (was bei bis zu 15 % aller RLS-Patienten der Fall sein kann). Man kann die L-Dopa-Dosierung bis zu einer Einzeldosis von 400 mg steigern. Wenn sich die RLS-Beschwerden auch unter dieser Dosis überhaupt nicht bessern, sollte man eine Therapie zunächst mit einem Dopaminagonisten und erst dann mit einem Opiat versuchen.

■ In sehr schweren Fällen von RLS, wenn Dopaminagonisten nicht **schweres RLS** helfen oder wegen Nebenwirkungen nicht vertragen werden. Bei vielen schwer betroffenen RLS-Patienten läßt sich Beschwerdefreiheit nur durch Behandlung mit Opiaten erreichen. Oft empfiehlt sich in solchen Fällen auch eine Kombinationstherapie aus einem Opiat und **Kombina-** einem Dopaminagonisten: Das hat den Vorteil, daß die Dosis des **tionstherapie** Dopaminagonisten dann geringer gehalten werden kann, was natürlich auch die Nebenwirkungen auf ein Minimum reduziert.

■ Bei Patienten, die an einem schweren RLS leiden, sollte der Arzt sich in einer akuten Verschlimmerungssituation (zum Beispiel, wenn der Patient nach einer Operation zum Stilliegen gezwungen ist, oder nach Einnahme von Neuroleptika) nicht scheuen, kurzzeitig ein Opiat zu verabreichen. In besonders schweren Fällen wird der Patient durch epidurale Injektion des Opiats (Einspritzen in den Raum zwischen Hirnhaut und Wirbelkanal) sofort beschwerdefrei.

Risiken und Nebenwirkungen

Die wichtigsten Nebenwirkungen von Opiaten sind Schwindel, Übelkeit, Erbrechen und Verstopfung. Außerdem können Tagesmüdigkeit und verminderte Fahrtüchtigkeit ein Problem sein.

Wegen der Suchtgefahr zögern viele Ärzte, ihren Patienten Opiate **Suchtgefahr** zu verschreiben; und auch viele Patienten stehen einer Behandlung mit solchen Medikamenten skeptisch gegenüber, weil sie Angst vor

Abhängigkeit haben. Bisherigen Erfahrungen nach scheint dieses Risiko bei Patienten, die am Restless-Legs-Syndrom leiden, jedoch gering zu sein. Viele Patienten konnten jahrelang erfolgreich mit Opiaten behandelt werden, ohne daß sich eine Abhängigkeit entwickelte oder die Dosis erhöht werden mußte.

Trotzdem entsteht bei längerer Anwendung eine Gewöhnung; deshalb darf man Opiate nie abrupt absetzen; sie müssen über einen Zeitraum von mehreren Wochen langsam ausgeschlichen werden. Parallel dazu kann man mit einer anderen Therapie beginnen.

> RLS-Patienten, die gleichzeitig an einem Schlafapnoe-Syndrom leiden, dürfen keine Opiate mit atemdepressiver (den Atemantrieb vermindernder) Nebenwirkung einnehmen, da diese die Schlafapnoe-Beschwerden verschlimmern würden.

Opiate, die zur RLS-Behandlung eingesetzt werden, sind Tilidin (Valoron® N) und Dihydrocodein (DHC 60/90/120 Mundipharma®). Da schnell freisetzende Präparate nur eine Wirkdauer von 3–4 Stunden haben, müssen sie unter Umständen während der Nacht nochmals eingenommen werden. Patienten mit schwerem RLS, die unter ausgeprägten Durchschlafstörungen leiden und eventuell auch tagsüber Beschwerden haben, sollten ein Retardpräparat wie DHC 60/90/120 Mundipharma®, Valoron® N retard oder Tramundin® retard 100/150/200) einnehmen. DHC 60/90/120 Mundipharma® und Tramundin® retard 100/150/200 wirken etwa 12 Stunden und sind teilbar. Die Teilbarkeit ist für eine individuelle Dosiseinstellung wichtig (langsames Auftitrieren zur Umgehung von Nebenwirkungen).

schweres RLS

Beschwerden auch tagsüber

Das einzige Opiat, dessen Wirkung beim RLS bisher in einer placebokontrollierten Studie untersucht wurde, ist Oxycodon (Oxygesic®); für die anderen Opiate liegen bis jetzt nur Erfahrungsberichte vor. Unter einer mittleren Tagesdosis von 15 mg Oxycodon verbesserten sich Schlafstörungen, Mißempfindungen und Unruhe in den Beinen, und auch die unwillkürlichen Beinbewegungen nahmen ab.

Und wenn alles nichts hilft?

Spricht ein Patient weder auf die Behandlung mit L-Dopa und Dopaminagonisten noch auf Opiate an, sollte die Diagnose nochmals überprüft werden. So kann anhand einer Untersuchung im Schlaflabor festgestellt werden, ob das RLS wirklich besteht oder ob nicht vielleicht zusätzlich auch noch eine andere Erkrankung vorliegt, die mit Schlafstörungen verbunden ist; denn normalerweise spricht je-

therapie-resistentes RLS

des RLS auf eine Behandlung mit L-Dopa, Dopaminagonisten oder Opiaten an. Falls diese Medikamente nicht helfen, der Patient aber trotzdem eindeutig an Restless Legs leidet, kann als nächstes eine Therapie mit Benzodiazepinen oder mit einem der Arzneimittel dritter Wahl versucht werden.

Benzodiazepine und Hypnotika

Benzodiazepine heben die Weckschwelle an, so daß die Patienten durch ihre unwillkürlichen nächtlichen Beinbewegungen nicht mehr so häufig geweckt werden und besser durchschlafen können. Auch die Mißempfindungen werden als weniger quälend empfunden. Allerdings ist der Schlaf durch Benzodiazepine auf Dauer nicht so erholsam, da diese Medikamente die REM-Schlafarchitektur verändern.

geringere Schlafqualität bei Einnahme von Benzodiazepinen

Oft bestehen trotz einer effektiven RLS-Therapie (die zu einer Besserung der Beschwerden und Verringerung der nächtlichen Beinbewegungen geführt hat) immer noch Schlafstörungen, vor allem, wenn das RLS viele Jahre lang bestanden hat und der Schlaf reaktiv – also als Antwort auf die nächtlichen RLS-Beschwerden – verändert worden ist. Dann sollten sogenannte Hypnotika (Schlafmittel) eingesetzt werden. Die neuesten Substanzen Zolpidem (Bikalm®, Stilnox®) und Zopiclon (Ximovan®) sind dafür sehr gut geeignet.

Hypnotika gegen Schlafstörungen

Aber diese Stoffe sollten nicht zur alleinigen Behandlung eines RLS oder PLMS eingesetzt werden. Selbst wenn nur Schlafstörungen durch PLMS und keine Mißempfindungen bestehen, sind diese reinen Hypnotika nicht ausreichend; es sollte in jedem Fall L-Dopa oder ein Dopaminagonist gegeben werden.

Erst wenn das nichts hilft, sollte als weitere Alternative zu Benzodiazepinen gegriffen werden. Auch Benzodiazepine (am ehesten Clonazepam) sind nämlich durchaus geeignet, das RLS selbst zu therapieren. Ihre Funktion als bloßes Schlafmittel sollte nicht im Vordergrund stehen, da sie die Schlafqualität beeinträchtigen.

Risiken und Nebenwirkungen

Benzodiazepine sind mit äußerster Vorsicht zu „genießen", denn es können zahlreiche unerwünschte Nebenwirkungen auftreten. Besonders unangenehm ist der „Hangover-Effekt": Müdigkeit und Verwirrtheit am Tage, vor allem bei älteren Menschen. Bei älteren Personen kann auch ein paradoxer Effekt eintreten: Dann führen Benzodiazepine nachts manchmal sogar zu Unruhe und Schlaflosigkeit. Deshalb sollten diese Medikamente stets so niedrig wie möglich do-

Hangover-Effekt

Gefahr von Stürzen

siert werden. Außerdem besteht die Gefahr, daß die Patienten nachts im Halbschlaf aufstehen und herumzulaufen versuchen, weil das Benzodiazepin sie nur schläfrig macht, aber nicht gleichzeitig auch die Mißempfindungen und die Unruhe in den Beinen in ausreichendem Maße beseitigt. Bei solchen „schlafwandlerischen" Aktionen ist natürlich die Gefahr von Stürzen und Verletzungen sehr groß.

Suchtgefahr

Vorsicht ist auch wegen der Suchtgefahr geboten. Bei allen Benzodiazepinen besteht das Risiko, daß der Patient im Laufe der Zeit eine Abhängigkeit von dem Medikament entwickelt. Außerdem tritt bei Benzoadiazepinen meistens eine Toleranzentwicklung auf – das heißt, es kommt zu einem Wirkungsabfall, so daß die Dosis im Laufe der Zeit erhöht werden muß. Dadurch verschlimmern sich natürlich auch die Nebenwirkungen: Verstärkte Tagesmüdigkeit und Ataxie (eine motorische Störung, die sich durch mangelnde Koordination der Gliedmaßen, Gleichgewichts- und Bewegungsstörungen äußert) können die Folge sein. Auch aus diesem Grund ist eine Langzeittherapie mit Benzodiazepinen problematisch.

Ebenso wie Opiate müssen Benzodiazepine, wenn man sie absetzt, langsam ausgeschlichen werden.

> Patienten mit Schlafapnoe dürfen keine Benzodiazepine einnehmen, da diese das Apnoe-Syndrom verschlimmern. Besteht der Verdacht auf Schlafapnoe, so sollte der Arzt sich erst einmal durch eine Untersuchung im Schlaflabor Klarheit verschaffen, ehe er ein Benzodiazepin verschreibt.

Das in der Therapie von Restless-Legs-Patienten bislang am besten untersuchte und am ehesten zu empfehlende Benzodiazepin ist Clonazepam (zum Beispiel Rivotril®), und zwar in einer Dosierung von 1 bis 2 mg vor dem Schlafengehen. Vorsicht: Ab einer Tagesdosis von circa 1,5 mg Clonazepam besteht die Gefahr von Schläfrigkeit am Tage und Ataxie! Deshalb sollte man unbedingt mit einer niedrigen Dosis beginnen – bei manchen Patienten bringt auch schon eine Tagesdosis von 0,5 mg die gewünschte Wirkung.

Arzneimittel dritter Wahl

Es gibt eine Vielzahl von Substanzen, die beim Restless-Legs-Syndrom versuchsweise eingesetzt wurden. Einige haben dabei eine gewisse Wirkung auf die RLS-Beschwerden gezeigt. Da sie aber noch nicht so gut untersucht sind oder ihre Wirksamkeit nicht so stark ist, bezeichnen wir sie als Medikamente dritter Wahl. Eine Therapie mit diesen Medikamenten sollte nur dann durchgeführt werden, wenn eine Behandlung mit Arzneimitteln erster Wahl (L-Dopa, Dopamin-agonisten) und zweiter Wahl (Opiaten und Benzodiazepinen) fehlge-schlagen oder kontraindiziert ist oder nicht vertragen wurde.

Antiepileptika

So gibt es beispielsweise einige Arzneimittel, die eigentlich für die Behandlung epileptischer Anfälle bestimmt sind, sich in manchen Fällen aber auch bei der Therapie von RLS bewährt haben:
- Carbamazepin (z. B. Tegretal®, Timonil®)
- Valproinsäure (z. B. Orfiril®, Ergenyl®)
- Gabapentin (Neurontin®).

Einige Patienten, die in medizinischen Studien mit einer ein-maligen abendlichen Dosis von 200 bis 300 mg Carbamazepin (Tegretal®) behandelt wurden, berichteten über eine Besserung ihrer Mißempfindungen in den Beinen und konnten auch besser schlafen; eine Reduktion der Muskelzuckungen in den Beinen konnte jedoch nicht beobachtet werden. Allerdings spricht etwa ein Drittel der Rest-less-Legs-Patienten nicht auf die Carbamazepin-Therapie an; außer-dem kann dieses Medikament auch in niedriger Dosierung ziemlich unangenehme Nebenwirkungen (Schwindel, Benommenheit, Übel-keit, allergische Reaktionen, ja sogar Blutbildveränderungen wie bei-spielsweise Abnahme der weißen Blutkörperchen) haben. Man be-ginnt am besten mit einer Dosis von 100 mg Carbamazepin vor dem Schlafengehen und steigert diese dann bei Bedarf jede Woche um 100 mg, bis auf eine Dosis von 300 bis 600 mg. (In manchen Fällen wurden auch schon Tagesdosen über 1000 mg verabreicht.)
Carbamazepin

Valproinsäure wurde nicht nur bei Restless Legs, sondern auch bei Patienten, die am PLMS-Syndrom litten, bereits mit Erfolg einge-setzt. Mit Gabapentin ließen sich besonders gute Erfolge bei leichtem bis mittelschwerem RLS und schmerzhaften Mißempfindungen in den Beinen erzielen. In Studien zeigte sich, daß Patienten, die mit Gabapentin behandelt wurden, nicht nur besser schliefen und über eine Linderung ihrer RLS-Beschwerden berichteten, sondern auch weniger unter nächtlichen Beinbewegungen zu leiden hatten.
Valproinsäure

Gabapentin

Andere Medikamente

Ein weiteres Mittel, das in manchen Fällen gegen Restless Legs hilft, ist Clonidin (Catapresan®), das eigentlich zur Behandlung von Blut-hochdruck eingesetzt wird. Studien haben gezeigt, daß das Medika-
Clonidin

ment sowohl beim idiopathischen als auch beim urämischen Restless-Legs-Syndrom hilft: Die Patienten konnten besser schlafen und hatten weniger RLS-Beschwerden. Leider treten relativ häufig Nebenwirkungen (Mundtrockenheit, Benommenheit durch den blutdrucksenkenden Effekt, Schläfrigkeit) auf.

Baclofen   Medizinische Studien ergaben, daß Baclofen (zum Beispiel Lioresal®), das zu den Muskelrelaxanzien gehört und normalerweise gegen Muskelsteifigkeit, zum Beispiel bei multipler Sklerose und nach Rückenmarksschädigungen, eingesetzt wird, die Intensität der nächtlichen Beinbewegungen verringert und daß die Patienten seltener an diesen Beinbewegungen erwachen. Zu den Nebenwirkungen gehören Übelkeit und Erbrechen, Schwindel, Müdigkeit und zu niedriger Blutdruck; auch Veränderungen des Blutbilds sowie Nieren- und Leberfunktionsstörungen können auftreten.

> Bis jetzt ist noch keines der hier behandelten Medikamente offiziell für die Behandlung des Restless-Legs-Syndroms zugelassen. Voraussichtlich bis zum Sommer 2000 wird als erstes Medikament für die Therapie von RLS Restex® (ein L-Dopa-Präparat der Firma Hoffmann LaRoche) zugelassen werden.

Alternative Behandlungsmethoden – nur in Einzelfällen hilfreich

Über nicht medikamentöse Therapien (beispielsweise Akupunktur oder elektrische Stimulationsgeräte) liegen bisher nur wenig Erfahrungen vor. Bislang haben solche Behandlungsmethoden meist nur in Einzelfällen geholfen, und außerdem ist die Besserung der Beschwerden, die sich dadurch erreichen läßt, in der Regel nur vorübergehend: Wenn sich das Restless-Legs-Syndrom im Laufe der Jahre allmählich verschlimmert, reichen solche alternativen Behandlungen erfahrungsgemäß irgendwann nicht mehr aus.

Eine medizinische Studie liegt lediglich über ein elektrisches Stimulationsverfahren der Zehen und Füße (15 bis 30 Minuten vor dem Einschlafen) vor. Dadurch ließen sich zwar die nächtlichen Beinbewegungen reduzieren, die Schlafqualität verbesserte sich allerdings nicht.

Es muß berücksichtigt werden, daß das Restless-Legs-Syndrom eine organische Erkrankung ist, bei der ein Körperstoff (Dopamin) nicht richtig funktioniert oder fehlt. Es gilt also nach schulmedizinischer Auffassung, diesen Mangel pharmakologisch zu beheben, wenn die Beschwerden zu stark sind.

Die Behandlung des sekundären Restless-Legs-Syndroms

Patienten, die an einem sekundären Restless-Legs-Syndrom leiden, haben bessere Chancen auf Heilung als diejenigen mit einem idiopathischen RLS. Oft werden die Beschwerden geringer oder verschwinden sogar völlig, sobald die Grundursache beseitigt ist:

■ Bei Schwangeren bilden sich die Symptome nach der Entbindung in den meisten Fällen von selbst zurück. Nach Möglichkeit sollte keine medikamentöse Behandlung durchgeführt werden. Sind die RLS-Beschwerden so gravierend, daß eine medikamentöse Therapie unumgänglich ist, so sollte die Schwangere weder L-Dopa noch Dopaminagonisten einnehmen, sondern eher ein Benzodiazepin (beispielsweise Clonazepam) oder Carbamazepin – allerdings nur in Absprache mit dem Gynäkologen.

RLS in der Schwangerschaft

■ Ist das RLS auf einen Mangelzustand zurückzuführen, so muß der Arzt zunächst einmal die Ursache des Mangels abklären und die eventuell zugrundeliegende Erkrankung beheben. Ansonsten kann bei Eisenmangel ein Eisenpräparat (zum Beispiel Eryfer® oder Lösferron®, 1 Tablette täglich) eingenommen werden; während dieser Therapie sollte der Serum-Eisenspiegel in regelmäßigen Abständen kontrolliert werden. (Manchen RLS-Patienten helfen Eisenpräparate sogar dann, wenn kein Eisenmangel vorliegt.) Bei Folsäuremangel führt die Einnahme eines Vitaminpräparats, das Folsäure enthält (zum Beispiel Folsan®, $^1/_2$–1 Tablette täglich), ebenfalls in den meisten Fällen rasch zu einem Nachlassen der Beschwerden.

RLS aufgrund von Vitamin- oder Eisenmangel

■ Wurde das Restless-Legs-Syndrom durch Einnahme bestimmter Medikamente verursacht, so sollten diese reduziert, abgesetzt oder durch andere ersetzt werden, wenn nicht medizinische Gründe dagegen sprechen (beispielsweise Neuroleptika bei Psychosen). Bei Neuroleptika-Einnahme können die RLS-Symptome allerdings nach dem Absetzen des Medikaments noch tagelang weiterbestehen. Wenn die auslösenden Medikamente nicht abgesetzt werden können, sollten Patienten bei gravierenden Beschwerden mit Opiaten behandelt werden.

durch Medikamente hervorgerufenes RLS

■ Besteht bei einem Bandscheibenvorfall zusätzlich zu den dafür typischen Schmerzen auch noch das Restless-Legs-Syndrom, so verschwinden die RLS-Beschwerden häufig, wenn man die Grunderkrankung (nämlich den Bandscheibenvorfall) beispielsweise durch Dekompressionsbehandlung behebt. Dies ist jedoch nicht immer der Fall. Ähnliches gilt für eine Polyneuropathie: Läßt sie sich nicht oder nicht ausreichend therapieren bzw. bestehen die Restless-Legs-Beschwerden hinterher trotzdem noch, so können sie medikamentös (mit L-Dopa oder einem Dopaminagonisten) behandelt werden.

RLS bei Bandscheibenvorfall und Polyneuropathie

RLS bei Niereninsuffizienz

■ Bei Patienten mit einer Niereninsuffizienz bilden sich die RLS-Beschwerden nach einer Nierentransplantation oft von allein zurück, und zwar – wenn die neue Niere funktionstüchtig ist – in der Regel schon innerhalb von ein paar Tagen oder Wochen. In einer medizinischen Studie legten sich die RLS-Symptome bei zehn Patienten, denen eine neue Niere transplantiert wurde, bereits im Lauf der ersten Wochen. Nur eine Patientin litt weiterhin an ihren RLS-Beschwerden; bei ihr wurde die Niere wenige Wochen später abgestoßen.

Dialysepatienten mit RLS

Therapie des urämischen RLS

Grundsätzlich wird das urämische Restless-Legs-Syndrom genauso behandelt wie das idiopathische: Man versucht zunächst eine Therapie mit L-Dopa oder einem Dopaminagonisten; erst wenn das nicht hilft oder aus irgendwelchen Gründen kontraindiziert ist, sollten Opiate oder Benzodiazepine zum Einsatz kommen.

Eine medizinische Studie an Dialysepatienten mit Restless-Legs-Syndrom hat gezeigt, daß L-Dopa gut gegen die Unruhe und die Muskelzuckungen in den Beinen hilft; und das Mittel ist für Patienten mit Niereninsuffizienz auch gut verträglich. Genau wie beim idiopathischen RLS werden bei Einschlafstörungen 100 bis 200 mg L-Dopa eingenommen; bei Durchschlafstörungen wird das Standardpräparat mit einem Retardpräparat kombiniert. Leidet der Patient

RLS-Beschwerden während der Dialyse

auch während der Dialyse wegen des erzwungenen Stilliegens an RLS-Beschwerden, so kann er eine Stunde vor Dialysebeginn 100 bis 200 mg L-Dopa standard einnehmen. Wenn ein rascherer Wirkungseintritt erwünscht ist, kann das in Wasser lösliche Madopar® LT eingenommen werden; dies wirkt schon nach etwa einer Viertelstunde.

Falls die Behandlung mit L-Dopa nicht wirkt oder der Patient eine Augmentation entwickelt, sollte auf einen Dopaminagonisten umgestiegen werden. Dabei ist zu berücksichtigen, daß einige Dopaminagonisten über die Niere aus dem Körper entfernt werden. Wenn die Niere nicht richtig funktioniert, kann es zu einer Anhäufung des Medikaments im Blut kommen, was unter Umständen schädlich ist. Die Wahl des Medikaments und die Dosierung sollten von einem Arzt vorgenommen werden.

Wird der Patient unter der Behandlung mit Dopaminagonisten ebenfalls nicht beschwerdefrei, empfiehlt es sich, eine Therapie mit Opiaten (Tilidin oder Dihydrocodein) zu versuchen. Benzodiazepine eignen sich auch beim urämischen RLS kaum für eine alleinige Therapie, sondern in erster Linie zur Kombination mit L-Dopa oder einem Dopaminagonisten, falls Schlafstörungen bestehen.

Was man selbst tun kann

Die meisten RLS-Patienten haben durch jahrelanges nächtliches Experimentieren schon selbst herausgefunden, welche Maßnahmen ihnen am besten helfen. Hier noch ein paar Tips:

■ Da die Beschwerden meist um Mitternacht ihren Höhepunkt erreichen und gegen Morgen nachlassen, sollten Betroffene, wenn es sich mit ihren beruflichen und familiären Verpflichtungen vereinbaren läßt, möglichst spät zu Bett gehen und morgens länger schlafen.

■ Bei vielen Patienten lassen die RLS-Beschwerden nach, wenn sie sich einer Aktivität widmen, bei der sie sich konzentrieren müssen oder die sie geistig stark fordert (beispielsweise Videospiele, Malen, Sticken oder Arbeit am Computer).

■ Nach üppigen Mahlzeiten überkommt einen oft eine lähmende Müdigkeit, die bei RLS-Betroffenen die Beschwerden verschlimmern kann. Manche haben die Erfahrung gemacht, daß es ihnen bessergeht, wenn sie anstelle von drei großen Hauptmahlzeiten fünf bis sechs kleinere Mahlzeiten – über den Tag verteilt – zu sich nehmen.

Was Sie lieber nicht tun sollten

■ Manche Betroffene treiben nach Feierabend Sport oder widmen sich anderen anstrengenden körperlichen Aktivitäten in der Hoffnung, hinterher todmüde zu sein und dadurch besser schlafen zu können. Das ist leider ein Trugschluß: Müdigkeit verstärkt die RLS-Symptome eher noch, so daß Sie dann Gefahr laufen, trotz der vorangegangenen körperlichen Anstrengung eine schlaflose Nacht zu verbringen. **sportliche Aktivitäten**

■ Das gleiche gilt für Entspannungstechniken wie autogenes Training: Dadurch erreichen Sie genau das Gegenteil von dem, was Sie sich wünschen. Der Zustand der Entspannung begünstigt das Auftreten von RLS-Beschwerden. **Entspannungstechniken**

■ Bei den meisten Betroffenen verschlimmern Alkohol und Koffein die Symptome. Es gibt aber auch Patienten, die nach einem abendlichen Gläschen Rotwein besser schlafen können oder die sogar mitten in der Nacht aufstehen, sich eine Tasse starken Kaffee kochen und dadurch eine Linderung ihrer Restless-Legs-Beschwerden erreichen. Hier kann man also keine allgemeingültige Empfehlung aussprechen. Unser Tip: Experimentieren Sie ruhig ein bißchen und probieren Sie aus, ob Ihnen Kaffee bzw. Alkohol hilft oder ob Ihre nächtlichen Beschwerden dadurch schlimmer werden! Selbstverständlich sollte Alkohol nicht als Einschlafhilfe genossen werden. **Alkohol, Koffein**

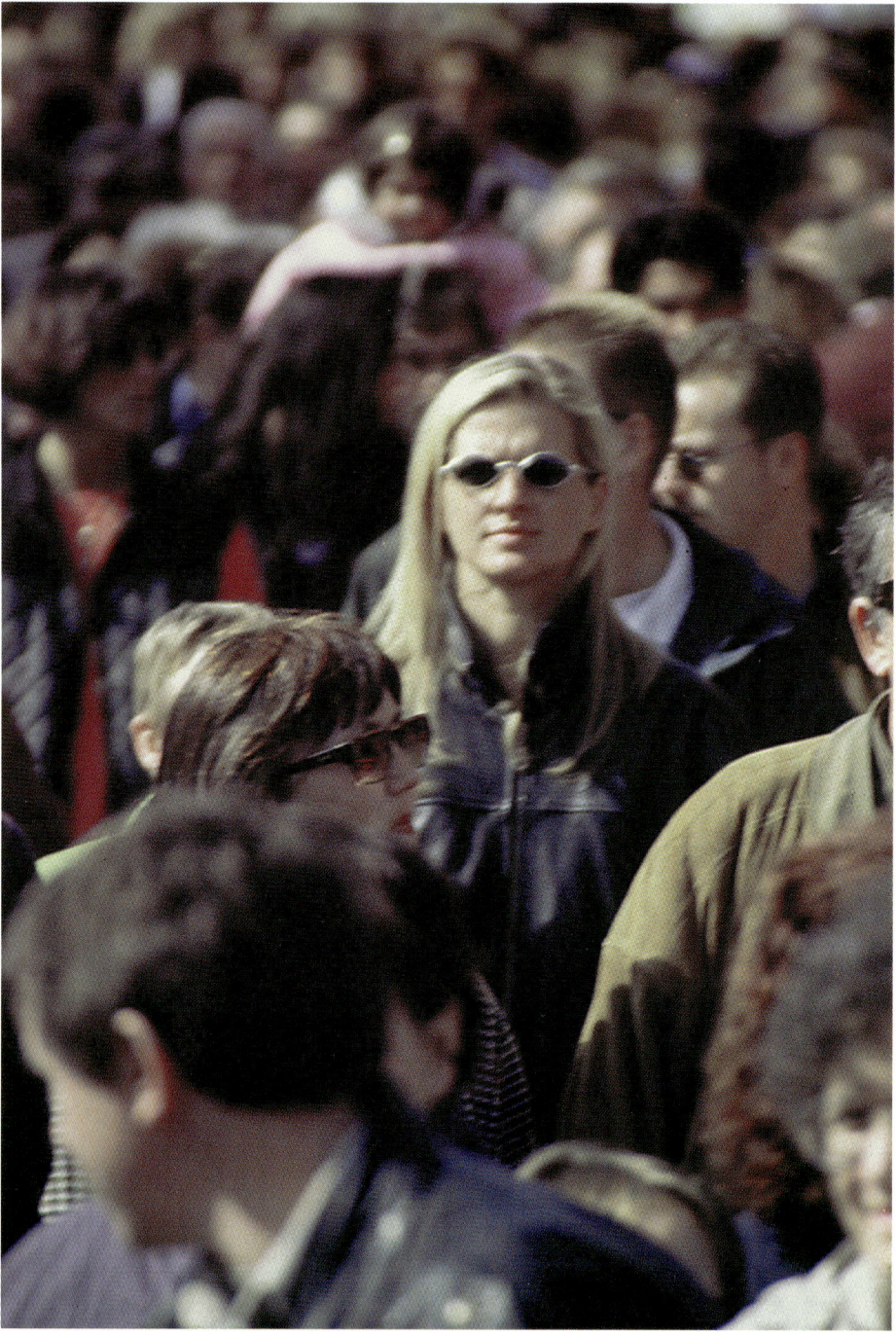

4 Sie sind nicht allein ...

In diesem Kapitel möchten wir Ihnen Berichte von RLS-Betroffenen vor-stellen, die vielleicht einen ähnlichen Leidensweg gegangen sind wie Sie – Odyssee von Arzt zu Arzt, endlose Untersuchungen, dann das Experimen-tieren mit verschiedenen Medikamenten – und die letzten Endes doch zu einer für sie befriedigenden Lebensqualität gefunden haben. Wir sind si-cher, daß Ihnen diese Geschichten Mut machen und auch einige wertvolle Anregungen bieten werden. Sie zeigen, daß es oft ein mühsamer Weg ist, bis man das richtige Medikament gefunden hat. Hierzu noch ein Tip: Wenn Sie einen Arzt haben, der sich in der Behandlung des RLS aus-kennt, so wechseln Sie ihn nicht gleich, nur weil ein Medikament, das er Ihnen verordnet hat, nicht (oder nicht mehr) hilft oder Nebenwirkungen auftreten. Es erfordert Geduld, in Zusammenarbeit mit Ihrem Arzt die für Sie richtige Therapie zu finden, denn jeder Patient reagiert anders.

Eine Wagenladung Glückshormone

Die Visite ist vorbei. Ich möchte allen Patienten auf der Welt so nette Ärzte wünschen! Mein größter Wunsch – meine Beschwerden ein-mal nicht in ein stummes Gesicht zu sprechen, um dann nur ein neues Rezept mit einem anderen unwirksamen Medikament zu er-halten – ist in Erfüllung gegangen.

Bin ich nur ein Versuchskaninchen gewesen? Hatten die Ärzte schuld an meinem verzweifelten Zustand? Sie haben sich doch wohl irgendwie Mühe gegeben? Warum ist dieser schreckliche Leidensweg – so muß ich die letzten zehn Jahre bezeichnen – nur durch einen Zufall beendet worden?

Krank war ich nicht! Vielmehr hatte ich mir das ja nur ausgedacht, um keine Besuche mehr machen zu müssen, nicht zu verreisen und mich zurückziehen zu können. Nur Launen! So stellte mein sonst so liebevoller und mich verwöhnender Ehemann ganz sachlich fest. Er war inzwischen körperlich weit von mir entfernt, denn mit einer so depressiven, weinerlichen Frau konnte er nicht umgehen. Seine Hände streichelten nur noch unsere niedlichen Katzen. Ein flüchti-ger Kuß morgens, ein knappes „Gute Nacht" am Abend. Er wußte: Ich stehe ja doch gleich wieder auf.

Aus unserer langjährigen Ehe kannte er mein geringes Interesse am Fernsehen. Warum verließ ich dann immer bald wieder das Bett und sah fern bis in die frühen Morgenstunden? Was geht in dieser Frau vor?

Es wurde an Trennung gedacht – für mich etwas Unvorstellbares. Folge: der Griff zu mehr Schlaftabletten und Arztbesuche. Meine Be-

„Es wurde an Trennung gedacht – für mich etwas Unvorstell-bares."

„Meiner Arbeit nachzugehen wurde für mich immer schwieriger."

merkungen über den jetzigen Sinn und Unsinn meines Lebens veranlaßten mehrere Ärzte, mich als suizidgefährdet zu betrachten.

Meiner Arbeit gewissenhaft nachzugehen wurde für mich immer schwieriger. Ich vergaß viel, machte Fehler. Das brachte mir natürlich Ärger mit meiner Vorgesetzten ein. Ständig völlig übermüdet und immer mehr verunsichert, „entgleiste" ich im Betrieb. Die Schleusen öffneten sich unkontrolliert, ich weinte beim kleinsten Anlaß. Ach, könnte ich mir doch die Unterschenkel amputieren lassen! Dann hätte ich meine Ruhe.

Meine nächtliche Verzweiflung trieb mich immer wieder zum Kühlschrank. So wurde aus meinem Magen ein Rucksack, ich kannte kein Sättigungsgefühl mehr. Mein Gewicht stieg von 50 kg auf 93,5 kg. Jetzt hatte ich mir das Gewicht eines zweiten Menschen angefressen. Was, wenn es 100 kg werden? Vor Entsetzen hatte ich keine Tränen mehr. Es fiel mir schwer, mich zu bewegen, zu bücken oder zu atmen. Auch konnte ich meinen Darm nicht mehr entleeren, deshalb bekam ich einen Darmvorfall. Aber der Bauch war zu dick, um operieren zu können. Ich war völlig verzweifelt und torkelte weinend die Gänge im Krankenhaus entlang, vollgestopft mit den verschiedensten Medikamenten. Wie ekelhaft dieses Gefühl des prall gefüllten Darms war, der mir fast zum Körper heraushing!

Anziehen konnte ich nur noch weite Gewänder. Ich bemühte mich um ein gutes Aussehen – immer geschminkt und ordentlich frisiert. Wenn man dazu noch Lust hat, kann man ja nicht krank sein. Keiner konnte verstehen, daß ich für mich, meine Familie und die Umwelt nicht so aussehen wollte, wie ich mich fühlte.

Mein völliger Zusammenbruch 1996 zog einen Aufenthalt in der Neurologie nach sich. Aber selbst der Chefarzt konnte nichts feststellen. An die Möglichkeit, in der wissenschaftlichen Bibliothek Literatur über meine unruhigen Beine zu finden, dachte niemand. Genau da liegt mein eigentlicher Vorwurf. 1998 kam ich für acht Wochen in die Psychiatrie. Meine Mutter: „So ein Psychoquatsch. Was sollst du da? Du bist doch nicht krank!" Mir hat es aber gutgetan, mir einmal alle meine Probleme von der Seele reden zu können.

„Was sollst du in der Psychiatrie? Du bist doch nicht krank!" sagte meine Mutter.

Später sah ich zufällig einen Beitrag über RLS in einem Gesundheitsreport. Die Betroffene, die dort über ihre Krankheit sprach, wohnte in derselben Stadt wie ich. Mutig rief ich sie an, und sie vermittelte mich weiter an die zuständige Regionalbeirätin der Restless-Legs-Selbsthilfegruppe. Sehr bald erhielt ich Unterlagen und versuchte anschließend bei meinen Ärzten ein offenes Ohr für RLS zu finden – leider vergeblich. Nun hatte ich aber über die Selbsthilfegruppe die Adresse eines Krankenhauses erfahren, das Erfahrung mit dem Restless-Legs-Syndrom hat. Ich bekam einen Termin in der

Neurologie. Sehr glücklich machte mich die Reaktion meines Mannes: „Und wenn du es selbst bezahlen mußt, nehmen wir eben einen Kredit auf. Das ist doch endlich mal ein Lichtblick!"

Im Krankenhaus begegnete man mir mit Wärme und Freundlichkeit. Mir wurde klar, wie sehr mir das gefehlt hatte. Es war Balsam für meine Seele. Eine Einzelunterkunft, freundliche Ärzte, warmherzige Schwestern. Ein wunderschöner Park mit viel Wasser. Hier fühlte ich mich richtig geborgen. Als nun noch die Diagnose „Restless-Legs-Syndrom" bestätigt wurde, war mir, als hätte man mich mit Glückshormonen überschüttet. Endlich war die Ursache meines ständigen Leidens gefunden. Ich sehe glücklichen Zeiten entgegen. Es gibt viel schlimmere Diagnosen. Geht es mir da nicht gut? Ich bedanke mich ganz herzlich bei allen, die mir geholfen haben.

„Es gibt viel schlimmere Diagnosen. Geht es mir da nicht gut?"

Margrit M., 52 Jahre

17 und 4 – ein Glücksspiel?

Jeder kennt das Spiel – wenn man 21 erreicht, hat man gewonnen, wenn man bei 17 schon aufhört, hat man meist verspielt.

Ich habe im Jahr 1981 bei 21 gewonnen – und zwar bei dem einundzwanzigsten Arzt, den ich wegen meines Kribbelns und meiner Bewegungsunruhe in den Beinen aufsuchte. Nach einer gründlichen neurologischen Untersuchung sagte er: „Sie haben ein Restless-Legs-Syndrom, aber ich kann Ihnen nicht helfen, denn es gibt dagegen keine Medikamente!"

Es war trotzdem nach einer 21jährigen Leidenszeit der erste Lichtblick. Nun kannte ich meine Krankheit und konnte diese Erkenntnis bei allen folgenden Ärzten einbringen. Daß es noch weitere acht Jahre dauern sollte, bis ich eine wirkungsvolle Therapie bekam, kann ich heute mit heiterer Gelassenheit sehen.

Enttäuschend, ja fast grotesk war jedoch das Erlebnis mit dem siebzehnten Arzt meiner Wahl, den ich aufsuchte. Er war mir von einem guten Freund empfohlen worden, mit den Worten: „Wenn dir überhaupt jemand helfen kann, dann ist es Dr. XY, ein hervorragender Neurologe. Er ist allerdings so gefragt, daß du mindestens sechs Wochen auf einen Termin warten mußt!"

Ich habe also sechs Wochen gewartet und wurde dann in das Allerheiligste gebeten mit den Worten: „Was fehlt Ihnen denn?" Und ich, treuherzig wie ich bin, antwortete: „Mein Schlaf ist gravierend gestört, weil ..." Weiter kam ich jedoch nicht, denn er unterbrach mich sofort – zwischen Tür und Angel, denn ich hatte mich noch nicht hingesetzt – und sagte in einem Ton unüberhörbarer Verstimmung:

„Sie haben ein Restless-Legs-Syndrom, aber ich kann Ihnen nicht helfen, denn es gibt dagegen keine Medikamente!" eröffnete mir der Arzt.

„Daß es noch weitere acht Jahre dauern sollte, bis ich eine wirkungsvolle Therapie bekam, kann ich heute mit heiterer Gelassenheit sehen."

„Für Schlafstörungen bin ich nicht zuständig! Da müssen Sie zu einem Psychiater gehen. Ich bin Neurologe. Tut mir leid!"

Erst auf meinen Einwand, daß es sich hier ja wohl um einen klassischen Rausschmiß handele, kamen wir dann doch noch in ein Gespräch, das allerdings erfolglos endete. Die Erkenntnis daraus: Im Jahr 1977 waren wohl sämtliche Schlafstörungen im Bereich der Psychiatrie angesiedelt. Heute wissen wir, daß das Restless-Legs-Syndrom eine eigenständige neurologische Erkrankung ist, die zu der Gruppe der Schlaf- und Bewegungsstörungen zählt. Rückschauend auf eine 40jährige Leidenszeit wünsche ich allen Betroffenen, daß sie immer nur auf Ärzte treffen, die sich mit RLS auskennen.

Hans W., 74 Jahre

Eine Odyssee von Arzt zu Arzt

Seit etwa 30 Jahren leide ich unter dem Restless-Legs-Syndrom. Vor 13 Jahren kamen dann noch starke Schmerzen in der linken Gesichtshälfte dazu.

1. Versuch: Hausarzt, Internist und Neurologe
Diagnose: Trigeminusneuralgie
Behandlung: Tabletten
Erfolg: keiner
Empfehlung: Sport treiben

2.–5. Versuch: Neurologe
Diagnose: Trigeminusneuralgie bis Fragezeichen
Behandlung: Antidepressiva
Erfolg: keiner
Empfehlung: nun aber wirklich mal Sport treiben

Weiterer Versuch: Heilpraktiker
Diagnose: allerlei
Behandlung: Akupunktur
Erfolg: keiner
Empfehlung: wiederkommen

Noch ein Versuch: Zahnarzt
Diagnose: unklar
Behandlung: linker oberer Backenzahn gezogen (war völlig gesund), Nerv im linken Eckzahn entfernt, Öffnen des Zahnfleischs oben links und Untersuchung des Knochens auf Entzündungen

Erfolg: keiner
Empfehlung: zum Neurologen gehen

Vorerst letzter Versuch: Neurologe
Diagnose: Fragezeichen
Behandlung: Antidepressiva
Erfolg: keiner
Empfehlung: Sport treiben und immer schön positiv denken!

Vor circa sechs Jahren: Schlaflosigkeit, Schmerzen im Gesicht, außerdem Brennen in der linken Brustseite und im linken Arm, Herzstiche, Atemnot.

Herzspezialist
Diagnose: leichte Rhythmusstörungen
Behandlung: Tabletten
Erfolg: keiner
Empfehlung: Treiben Sie Sport!

Blähungen mit starken Bauchschmerzen, ständige Schlaflosigkeit durch unruhige Beine.

Internist
Diagnose: kerngesund
Behandlung: Schlaftabletten (Ximovan®)
Erfolg: keiner
Empfehlung: „Treiben Sie's doch einfach mal!" – „Ja, was denn?" – „Na, Sport natürlich!" – „Ach so."

Dazu Halsschmerzen und Abgeschlagenheit.

Hals-Nasen-Ohren-Arzt
Diagnose: Hals und Kehlkopf völlig in Ordnung
Erfolg: keiner
Empfehlung: Gehen Sie mal zum Sprachtherapeuten!

Heftig brennende Augen.

Augenarzt
Diagnose: etwas trockene Augen
Behandlung: Augentropfen
Erfolg: keiner
Empfehlung: Einfach mal öfter zwinkern

„Sport treiben und immer schön positiv denken!" empfahl mir der Arzt.

„An Schlaf
war kaum
noch zu
denken; die
Nächte
verbrachte ich
stehend."

Vor zwei Jahren habe ich dann ganz unsportlich meinen Job aufgegeben. An Schlaf war kaum noch zu denken, die Nächte verbrachte ich sportlich stehend. Durch einen Artikel in der Apothekerzeitschrift wurde mir dann klar, welche Symptome meine ständige Schlaflosigkeit verursachten. Nach Beitritt in die Selbsthilfegruppe und einem Besuch in einer Universitätsklinik wurde endlich RLS diagnostiziert.

Universitätsklinik
Diagnose: Restless-Legs-Syndrom
Behandlung: L-Dopa
Erfolg: wunderbar
Empfehlung: Erst mal ausschlafen.
In meinem nächsten Leben, das habe ich mir fest vorgenommen, werde ich Sportlerin!

Monika W., 50 Jahre

Hilfe zur Selbsthilfe

„Ein merk-
würdiges Ge-
fühl im Bein
ließ mich
nicht zur Ru-
he kommen.
Ich mußte
wieder auf-
stehen."

Sommer 1984   Ein stressiger Arbeitstag ging zu Ende. Entspannt lehnte ich mich in meinem Sessel zurück, legte die Füße hoch, atmete einmal tief durch und ... Ein merkwürdiges Gefühl im Bein ließ mich nicht zur Ruhe kommen. Ich mußte wieder aufstehen.

Das war der Anfang.

Von da an kamen die Mißempfindungen häufiger – nicht jeden Tag, aber oft in Situationen der Entspannung. Besonders abends, wenn ich fast schon schlief, aber durch irgend etwas wieder geweckt wurde, traten die Beschwerden auf. Ich arbeitete als Sekretärin, und immer öfter bemerkte mein Chef stirnrunzelnd, ich sei ja schon wieder nicht an meinem Arbeitsplatz erreichbar gewesen. Wie sollte ich ihm auch meine Wanderungen durch die anderen Büroräume erklären? Er hätte wahrscheinlich nur wieder in seiner unnachahmlichen Art seine Brille zurechtgerückt. Das sagte immer alles.

„Ich ent-
wickelte
sportlichen
Ehrgeiz.
Immer mehr
Kniebeugen
in der Nacht,
immer
längere Wan-
derungen ..."

Im Laufe der Jahre wurden die Beschwerden schlimmer. Ich entwickelte sportlichen Ehrgeiz. Immer mehr Kniebeugen in der Nacht, immer längere Wanderungen; manch spannendes Buch bereicherte hierbei mein Wissen. Der alte Dr. Kneipp hätte seine helle Freude an den reichlichen Kniegüssen gehabt, die ich mir zukommen ließ.

Eines Tages hörte ich eine Radiosendung. Thema: Beinbeschwerden! Hörer wurden gebeten, Fragen zu stellen; ein Arzt gab seinen Kommentar dazu. Auf die Frage „Was ist bei unruhigen Beinen zu tun?" riet er zu einer Untersuchung der Venen. Ich befolgte seinen

Tip sofort – mit dem Befund: Krampfadern entfernen lassen. Da ich fast keine Krampfadern hatte, beließ ich es bei dem guten Rat.

Meine Pensionierung rückte heran und damit die Hoffnung auf etwas mehr Schlaf – denn als Rentnerin konnte ich ja auch zu ungewöhnlichen Zeiten schlafen. Der Ruhestand versprach aber auch, endlich die lang ersehnten Reisen unternehmen zu können. Auf dem elfstündigen Flug nach Kalifornien lernte ich nachts alle Winkel des Jumbo-Jets kennen. Das Studium der schlafenden Leute lenkte zwar ab, half aber nur kurze Zeit über die Beschwerden hinweg.

Mai 1999   In einer Patienteninformation meiner Krankenkasse las ich von einer Selbsthilfegruppe für Restless Legs. Die Informationen und die Hilfe, die ich von der Deutschen Restless Legs Vereinigung bekam, überzeugten mich so, daß ich spontan beschloß, Regionalbeirätin für Nordfriesland zu werden, um meinen Leidensgenossen zu helfen. Jetzt hoffe ich darauf, daß die Forschung endlich Licht in diese „Unruhe" bringen möge.

Irene P., 66 Jahre

Im Schlaflabor

18.10.1999, 10 Uhr: Ankunft im Schlafmedizinischen Zentrum einer Neurologischen Klinik. Ich leide zwar nicht mehr so stark unter den unruhigen Beinen, da ich auf ein linderndes Medikament (Parkotil®) eingestellt bin, kann aber trotzdem nicht schlafen. Zur Abklärung der Diagnose soll deshalb nun in den nächsten Nächten eine Untersuchung im Schlaflabor vorgenommen werden. Nach der Anmeldung gehe ich auf die Station, melde mich im Schwesternzimmer. Eine nette Schwester befragt mich nach Größe, Gewicht, Allergien und will wissen, ob ich Diät- oder Normalkost haben möchte. Der Blutdruck wird gemessen, und ich suche mir im Speiseplan die Gerichte aus, die ich in den nächsten Tagen gern essen möchte. Anschließend begleitet mich die Schwester in mein Zimmer.

Eine Dame im gleichen Alter wie ich sitzt im Bett am Fenster, das zweite Bett ist für mich bestimmt. Der warme Sonnenschein, der durch die offenen Fenster hereinströmt, macht den Raum richtig behaglich.

Schon kommt eine Ärztin und führt mit mir ein ausführliches Gespräch über meine RLS-Beschwerden, die Schlaflosigkeit und sonstige Erkrankungen. Dann folgt die mir schon bekannte neurologische Untersuchung. Das Hämmerchen kommt zum Einsatz, Gleichgewicht und Reaktion werden getestet und alles zu Papier gebracht.

> „Auf dem elfstündigen Flug nach Kalifornien lernte ich nachts alle Winkel des Jumbo-Jets kennen."

> „Ich leide zwar nicht mehr so stark unter den unruhigen Beinen, da ich auf ein linderndes Medikament eingestellt bin, kann aber trotzdem nicht schlafen."

Dann steht das Mittagessen auf dem Tisch – und tatsächlich, ich verspüre Appetit, obwohl es gerade erst 11.30 Uhr ist. Lange dauert es nicht, und der Stationsarzt kommt mit einer Mappe unter dem Arm, stellt erneut viele Fragen zu Beginn und Verlauf meiner RLS- und Schlafbeschwerden. Alles wird genau eingetragen, und dann werde ich zur Krankenhauspsychologin geschickt. Hier wird mit mir ein Reaktionstest am Computer gemacht und danach ein Test an einem Gerät mit bunten Knöpfen und unterschiedlichen Tönen.

Später fülle ich noch einen Fragebogen aus.

Als ich wieder in meinem Zimmer angekommen bin, steht bereits der Kaffee auf dem Tisch, und anschließend werde ich verkabelt. Im Gesicht, an Kopf und Beinen, im Bereich von Herz und Lunge werden 19 Kabel befestigt, die in einem kleinen Kasten enden, der mit einem Gurt auf dem Bauch befestigt wird. Nun sehe ich wie ein Wesen von einem anderen Stern aus. Der letzte Stecker, der später alles anschließt, bleibt vorläufig noch lose. Ich kann umhergehen, das Abendessen einnehmen, lesen und fernsehen.

Es graut mir vor der kommenden Nacht.

Um 23 Uhr werde ich angeschlossen, kann mich aber, wie man mir versichert, jederzeit durch Lösen des Hauptkontakts vom Anschluß befreien und umhergehen. Diese Aussage beruhigt mich, und mit viel Hoffnung beginne ich die Nacht im Schlaflabor.

Schlaf stellt sich leider nicht ein – die Kabel, das Ungewohnte und die fremde Umgebung hindern mich daran, mich zu entspannen. Aber auch eine solche Nacht hat ein Ende.

19.10.1999: Am zeitigen Morgen – ich bin immer noch verkabelt – werden mir mehrere Röhrchen Blut abgenommen und gleich danach alle Kabel entfernt.

So, das wäre geschafft.

Der Vormittag vergeht mit Frühstück, Dösen, Lesen und Unterhaltung. Gleich nach dem Mittagessen gehe ich zum EKG; außerdem wird ein EEG meiner Gehirnströme mit und ohne Konzentration gemacht – bei dem Konzentrationstest müssen unterschiedliche Töne gezählt werden.

Bald erfahre ich das mit großer Spannung erwartete Ergebnis aus dem Schlaflabor. Die Diagnose steht jetzt fest: Obwohl ich in dieser Nacht keine Unruhe in den Beinen verspürte, leide ich am Restless-Legs-Syndrom. Der Professor erklärt mir, daß ich doch fast anderthalb Stunden nicht fest, aber immerhin geschlafen habe, obwohl ich dachte, ich hätte die ganze Nacht kein Auge zugetan.

Für die kommende Nacht bekomme ich ein Medikament, das mir den ersehnten Schlaf schenken soll: Es ist ein Benzodiazepin mit dem Wirkstoff Clonazepam. Voller Vertrauen lege ich mich am Abend ins Bett.

20.10.1999: Hurra, ich habe geschlafen!

Mein Kopf ist ganz klar, kein Druck, kein beklemmendes Gefühl, kein Schwindel. Ich kann es kaum glauben: Die Welt ist wieder in Ordnung. Den heutigen Tag genieße ich und freue mich schon jetzt auf die kommende Nacht, denn sollte das Medikament wieder so gut wirken, kann ich nach Hause fahren.

21.10.1999: Ich bin glücklich und dankbar!

Ich habe sehr gut geschlafen, packe meine Sachen und hoffe, daß ich die nächsten 1000 und mehr Nächte auch so erholsam verbringen werde.

Irene H., 55 Jahre

Es gibt keinen Königsweg

Ich leide seit 1987 an einer fortgeschrittenen sogenannten idiopathischen Erscheinungsform des Restless-Legs-Syndroms, das sich bei mir in den letzten Jahren durch Zunahme der Intensität und der Anfallshäufigkeit wesentlich verschlimmert hat.

Jeden Tag quält mich jetzt auch tagsüber dieses in der Tiefe sitzende brennende, krabbelnde und juckende Gefühl in den Beinen, das für mich die Qualität starker Schmerzen hat. Diese Symptome habe ich bei jeder Entspannungsphase stets im gesamten rechten oder linken Bein, häufiger auch in beiden Beinen und ab und zu im rechten Unterarm.

Abends und nachts, wenn ich mich entspannen und einschlafen möchte, sind die Anfälle besonders qualvoll. Dann bewegen sich meine Beine unwillkürlich und ruckartig, etwa alle 10 bis fünfzehn Sekunden, mit großer Regelmäßigkeit. Ich empfinde dabei einen enorm starken Bewegungsdrang. Durch kräftiges Massieren der Beine läßt sich manchmal kurzzeitig eine Linderung erreichen. Auch kaltes – möglichst sogar eiskaltes – betäubendes Abduschen der Beine hilft für 20 bis 30 Minuten.

Meistens sind aber Radfahren auf einem Heimtrainer oder das Aufstehen und Umhergehen die einzigen nicht medikamentösen Maßnahmen, mit denen ich diese Mißempfindungen unterdrücken kann, die dann jedoch nach kurzer Zeit erneut auftreten. Bevor ich mein Leiden mit diversen Medikamenten wirksam unterdrücken konnte, war mein Schlaf erheblich gestört, denn ich war ständig in-

„Hurra, ich habe geschlafen! Mein Kopf ist ganz klar, kein Druck, kein beklemmendes Gefühl, kein Schwindel."

„Ich war ständig innerlich unruhig, angespannt und gereizt."

„Wegen meiner Selbstmord-gedanken trat ich 1991 völlig verzweifelt der Deut-schen Gesell-schaft für Humanes Sterben (DGHS) bei.“

nerlich unruhig, angespannt und gereizt. Bahn- und Flugreisen so-wie längere Autofahrten – wenn auch nur als Beifahrer – waren nicht mehr möglich. Durch den ständigen Bewegungsdrang mochte ich auch nicht mehr ins Kino gehen oder ein Konzert besuchen. Meine Lebensqualität war damals erheblich eingeschränkt. Wegen meiner Suizidgedanken trat ich 1991 völlig verzweifelt der „Deutschen Ge-sellschaft für Humanes Sterben (DGHS)“ bei.

1995, etwa acht Jahre nach Ausbruch meiner Krankheit, wurden meine Beschwerden immer schlimmer; meine berufliche Leistungs-fähigkeit ließ nach, und meine krankheitsbedingten Ausfalltage häuften sich.

In den ersten Jahren wurden meine Beschwerden nicht als RLS er-kannt, und ich begann in meiner Verzweiflung eine Odyssee von Arzt zu Arzt. Dabei habe ich mir die abenteuerlichsten Diagnosen anhören müssen, zum Beispiel Polyneuropathie, Diabetes mellitus, Depressionen und psychosomatische Beschwerden; ein „klein biß-chen“ Parkinson war auch dabei. Eine erfolgreiche Therapie begann bei mir erst 1995, als ich mich von einer Neurologin behandeln ließ, die selbst auch von diesem Leiden betroffen ist. Anfangs nahm ich Levodopa-Medikamente in Standardform ein. Die Wirksamkeit war zufriedenstellend bis gut, und ich konnte erstmals wieder fast nor-mal schlafen. Mit der Zeit erfolgte jedoch eine unvertretbar hohe Steigerung der Dosierung bis auf etwa 600 mg Levodopa täglich, wahrscheinlich auch deswegen, weil sich meine Beschwerden ver-schlimmert hatten.

Zu dieser Zeit lernte ich ein Mitglied der Restless Legs Vereini-gung kennen, das mit der Überdosierung von L-Dopa-Medikamenten und dem Nachlassen der Wirkung ähnliche Probleme hatte wie ich. Durch die zeitgleiche Einnahme eines Dopaminagonisten mit dem Wirkstoff Pergolid und L-Dopa-Medikamenten ließ sich bei ihm die Dosis der täglich einzunehmenden Medikamente deutlich reduzie-ren. Davon hörte ich und wollte das auch sogleich ausprobieren – und siehe da: Auch mir half diese neue Kombination, die tägliche Tablettendosis über zwei Jahre lang konstant auf niedrigem Niveau zu halten.

Etwa eine Stunde vor dem Schlafengehen nahm ich nun eine so-fort lösliche L-Dopa-Tablette, die in einem Glas Wasser aufgelöst wurde, und gleichzeitig eine L-Dopa-Kapsel mit Retardwirkung sowie einen Dopaminagonisten mit dem Wirkstoff Pergolid ein. Damit war ich in der Nacht nahezu sechs bis acht Stunden beschwerdefrei, was das Unruhegefühl in den Beinen anging. Nur hatte ich nun unter Nebenwirkungen wie zum Beispiel einer ständig verstopften Nase in der Nacht zu leiden, wodurch die Schlafqualität nicht unbedingt besser wurde. Dagegen nahm ich zusätzlich ein Nasenspray, das laut Beipackzettel wiederum den Augeninnendruck erhöht. Das war mir einfach viel zu problematisch. Daher wollte ich für mich etwas Neues ausprobieren und nehme seit Anfang dieses Jahres ein opiumhaltiges Schmerzmittel (DHC 60) in Tropfenform ein. Eine Stunde vor dem Schlafengehen – etwa gegen Mitternacht – nehme ich 30 Tropfen dieses Schmerzmittels. Nach Einsetzen der Wirkung nehme ich zusätzlich noch eine einzige L-Dopa-Kapsel mit Retardwirkung ein. Das ist alles! Damit bin ich zur Zeit stabil eingestellt und fast vollkommen beschwerdefrei und kann sieben bis acht Stunden richtig durchschlafen.

Eine Suchtgefährdung besteht meiner Meinung nach nicht, solange ich das Mittel nicht mißbräuchlich verwende. Obwohl die vorherige Medikamentenkombination sehr effektiv war, ist für mich die jetzige Therapie nach meinem Dafürhalten die bessere, weil die Nebenwirkungen geringer sind. Weil ich jetzt wieder häufiger ausgeschlafen bin, ist mein Schlafdefizit geringer; und wenn ich morgens ohne Schlafdefizit aufwache, verspüre ich auch den sonst so starken Bewegungsdrang nicht. Schließlich ist dieses Leiden dadurch gekennzeichnet, daß die Symptome immer dann auftauchen, wenn man müde ist bzw. sich entspannt.

Sicherlich gibt es keinen „Königsweg" bei der RLS-Therapie, aber ich halte es nicht für sehr gut, wenn die Betroffenen ihre Medikamente „around the clock" einnehmen. Außerdem beachte ich einige Spielregeln, die ich im Laufe der Zeit gelernt habe: Ein üppiges Frühstück und ein schweres Mittagessen verursachen bei mir wegen des nachfolgenden Blutdruckabfalls und der dadurch entstehenden Tagesmüdigkeit sofort RLS. Jetzt esse ich tagsüber kleine Portionen. Mit dem Abendessen richte ich mich so ein, daß der Magen nicht mehr überfüllt ist, wenn ich meine Medikamente einnehmen muß. Auf Kaffee verzichte ich meist ganz.

Auch kleine Mengen Alkohol lösen bei mir sofort heftige RLS-Attacken aus, und die Beschwerden werden dann so unerträglich, daß nur noch eine wesentlich höhere Medikamentendosis hilft. Außerdem verzichte ich abends auch auf Milch, weil sie die Wirksamkeit von Dopamin-Medikamenten herabsetzt. Ich finde, wenn man sich gut beobachtet, merkt man auch, was einem guttut und was einem schadet. Meistens treffen solche Erkenntnisse auch auf andere Menschen zu. Da kann es nur hilfreich sein, wenn man seine Erfahrungen austauscht. Doch wachsam sollte man bleiben – nicht alles wirkt bei jedem.

Olaf H., 49 Jahre

> „Eine Suchtgefährdung besteht meiner Meinung nach nicht, solange ich das Opiat nicht mißbräuchlich verwende."

> „Ich finde, wenn man sich gut beobachtet, merkt man auch, was einem guttut und was einem schadet."

Wie es mir erging

Bei mir fing es ganz zaghaft an. Wenn ich abends im Bett lag und nicht einschlafen konnte, spürte ich in den Fußknöcheln ein leichtes Kribbeln. Anfangs ließ ich es geschehen, doch lange hielt ich es nicht aus, und ich stand auf, um mich abzulenken. Dieser Vorgang wiederholte sich einige Male, bis ich endlich einschlief.

Einige Zeit später setzte diese Unruhe schon am Abend ein, wenn ich mich hinsetzte. Ich versuchte, mit Massage und Druck gegen die Unruhe in den Beinen anzugehen, doch es half nur die Bewegung. Von da an wurden die Nächte zur Qual. Ich fand keinen erholsamen Schlaf mehr. Ich konnte die Uhr danach stellen: 60 Minuten konnte ich schlafen; dann hielt ich es im Bett nicht mehr aus. Eine halbe bis eine Stunde lenkte ich mich mit verschiedenen Dingen ab. Ich trank warme Milch mit Honig, ich aß alles mögliche, ging in der Wohnung umher, machte Handarbeiten oder gymnastische Übungen und sah fern. Ab fünf Uhr morgens hätte ich wohl schlafen können, doch um 5.30 Uhr stand ich auf, weil ich mich auf die Arbeit vorbereiten mußte. Der Leidensdruck wurde mit der Zeit immer stärker; meine Kraft ließ nach, und bei der Arbeit verausgabte ich mich völlig. Sobald ich zu Hause war, schlief ich 45 Minuten, trank einen starken Kaffee und erledigte dann meine Vorbereitungen für den nächsten Tag.

Da ich außerdem unter einem Wurzelreizsyndrom litt, schrieb meine Hausärztin mich von Zeit zu Zeit krank. Doch eine Verbesserung meines Zustands konnte ich nicht erreichen. Ich bat verschiedene Fachärzte um Rat, aber keiner kam auf die Diagnose „Unruhige Beine". Ich suchte nach immer neuen Beschreibungen für diese Unruhe, um mein Problem besser zu verdeutlichen. Es ist wie ein Umherkriechen kleinster Tiere im Inneren des Beins. Diese Mißempfindung wird immer heftiger. Im Bein wird eine Spannung aufgebaut, die nach einer gewissen Zeit nicht mehr zu ertragen ist. Wenn ich es schaffte, lange gegen den Drang nach Bewegung anzugehen, entlud sich die Spannung ohne mein Dazutun. Das Bein schnellte nach vorn oder in die Höhe.

Ich stellte mir vor, mein Bein bestünde aus Montageschaum, der gerade aus der Tube entwichen ist und sich nun ausdehnt und an Volumen zunimmt. Der Wunsch nach Gegendruck wird unbeschreiblich groß. Das Gegendrücken hilft für einen Moment, doch wie lange hat man Kraft für diesen Druck? Auch das Schütteln und Umherwerfen der Beine brachte keine Erlösung. Ich mußte mich bewegen, nur dann verschwanden diese Mißempfindungen. In der Nacht konnte ich oft vor Übermüdung und physischer Schwäche nicht mehr aufstehen. Aber es half nichts, ich zappelte, warf mich im Bett herum,

„Wenn ich es schaffte, lange gegen den Drang nach Bewegung anzugehen, entlud sich die Spannung ohne mein Dazutun. Das Bein schnellte nach vorn oder in die Höhe."

schlug mit Armen und Beinen aus, spannte alle Muskeln bis in den Krampf hinein an, und mein Mann mußte so manchen Schlag hinnehmen. Eines Tages verließ ich das gemeinsame Schlafzimmer, damit wenigstens er etwas Ruhe finden konnte.

Die Schlafzeit wurde immer geringer – 45 Minuten, 30 Minuten. Manche Nacht schlief ich gar nicht. Alle glaubten inzwischen, daß die Ursache für diese Beschwerden psychischer Natur sei. Endlich fand ich dann einen Neurologen, der die Diagnose „Unruhige Beine" in Betracht zog. Ich wußte nicht, was ich davon halten sollte: Das hörte sich nicht wie eine ernstzunehmende Krankheit an. Der Neurologe untersuchte mich gründlich, um alles andere auszuschließen. Die Nervenleitgeschwindigkeit war zwar eingeschränkt, eine Neuropathie mit Dysästhesien lag vor – doch es mußten die „Unruhigen Beine" sein, denn nach der ersten Einnahme von L-Dopa konnte ich drei Stunden durchgehend schlafen. Es war wie eine Erlösung.

Ich nahm an einer bundesweiten Doppelblindstudie mit Levodopa teil. Dabei wurde mir bewußt: Ohne Medikament war ich nicht mehr in der Lage zu schlafen. 15 Minuten Ruhen waren mir ohne Levodopa geblieben. Schaffte ich es, in dieser Zeit einzuschlafen, wachte ich nach fünf bis zehn Minuten wieder auf und mußte mich bewegen. Nach fünf Tagen und Nächten gelang es mir, einige Stunden mit Unterbrechungen zu schlafen. Dann war alles wieder wie vorher.

Nach Beendigung der Studie blieb ich bei diesem Medikament. Innerhalb eines Jahres mußte ich die Levodopa-Dosis auf 500 mg erhöhen. Die Beschwerden hatten sich auf den Tag verlagert. Auch als ich alle vier Stunden (insgesamt 600 mg) Levodopa zu mir nahm, verbesserte sich mein Zustand nicht. Inzwischen hatte sich herausgestellt, daß eine Kombination von L-Dopa-Präparaten und Dopaminagonisten gute Wirkung zeigt. Nach anfänglichen Schwierigkeiten kam ich zwei Jahre lang gut mit der Kombination von Levodopa und Pergolid zurecht. Domperidon hat mir geholfen, die Nebenwirkungen wie Übelkeit, Völlegefühl, Schwindel usw. besser zu ertragen. Manchmal war ich einer Ohnmacht nahe, denn der durch Pergolid bewirkte Blutdruckabfall machte mir sehr zu schaffen.

Die RLS-Beschwerden waren nie ganz verschwunden. Ich nahm die Medikamente abends vor dem Schlafengehen. Hatte ich aber abends nach 19 Uhr noch etwas gegessen, wirkten sie nicht, und ich hatte eine schlimme Nacht. Die Beschwerden gingen auf die Arme und Schultern über, und das ist noch schwerer zu ertragen als die Unruhe in den Beinen. Mir blieb nichts anderes übrig, als aufzustehen. Wollte ich nach der Einnahme der Medikamente noch etwas aufbleiben, stellten sich Nebenwirkungen wie Übelkeit und Schwindelgefühl ein, und ich mußte mich doch hinlegen.

„Ohne Medikament war ich nicht mehr in der Lage zu schlafen."

„Innerhalb eines Jahres mußte ich die Levodopa-Dosis auf 500 mg erhöhen. Die Beschwerden hatten sich auf den Tag verlagert."

In der letzten Zeit nahmen die Beschwerden am Tage wieder zu. Der Nachtschlaf war besser, aber kürzer. Am Tag konnte ich nicht schlafen, denn nach 15 Minuten setzten die Beschwerden ein. Eine Dosissteigerung zeigte nicht die erhoffte Wirkung. Immer häufiger nahm ich zusätzlich kodeinhaltige Tropfen, die ich einmal wegen eines Reizhustens erhalten hatte. Ich schlief besser, war aber tagsüber müder als sonst.

Dann hörte ich von Sifrol®, einem Dopaminagonisten, der erst seit einem Jahr als Parkinson-Medikament in Deutschland zugelassen ist. Letztendlich überzeugten mich die Studienergebnisse aus Kanada und Florida. Ich wollte das Medikament ausprobieren. Vielleicht habe ich jetzt das richtige Mittel für mich gefunden. Ich bin sehr zuversichtlich, da es viele Kombinationsmöglichkeiten gibt, falls die Wirkung nachläßt. Ich denke, in der Kombination kleinster Mengen von Medikamenten liegen noch viele Reserven, die auch für RLS-Betroffene von Nutzen sein könnten.

„Ich bin sehr zuversichtlich, da es viele Kombinationsmöglichkeiten gibt, falls die Wirkung nachläßt.“

RLS-Beschwerden belästigen mich jetzt nicht mehr. Ich kann mich sogar am Tag hinlegen und schlafen. Das Gute ist: Ich verspüre keinerlei Nebenwirkungen. Allerdings habe ich immer noch das Bedürfnis, im Sitzen mit den Beinen zu wackeln. Ich bin aber in der Lage, es auch zu unterlassen, wenn ich es will.

Ute G., 59 Jahre

Mein Leidensweg mit dem RLS

Seit meiner frühen Kindheit habe ich das Gefühl der unruhigen Beine. Ich konnte infolge des Kribbelns in den Waden oft nicht einschlafen und fand Linderung, indem meine Schwester mir die Beine massierte. Es war damals zwar noch kein schwerwiegendes Problem, aber immerhin so prägend, daß ich mich deutlich daran erinnern kann.

In den mittleren Jahren – etwa bis zu meinem 40. Lebensjahr – müssen die Beschwerden wohl nicht so auffällig gewesen sein, vielleicht waren sie auch gar nicht vorhanden; jedenfalls kann ich mich nicht daran erinnern, in dieser Zeit davon beeinträchtigt gewesen zu sein. Mit ungefähr 40 Jahren begannen die Beschwerden dann aber allmählich zum Problem zu werden. Die typischen Restless-Legs-Symptome, zunächst nur in den Beinen, begannen mein Leben erheblich zu beeinflussen, wenn auch zunächst noch im Rahmen des Erträglichen. Beim Arzt habe ich es immer erwähnt, bin aber nie auf Resonanz gestoßen. Dieses Problem ist uns wohl allen zur Genüge bekannt.

Ab meinem 50. Lebensjahr begannen die Qualen erheblich zuzunehmen. Speziell daraufhin angesprochene Ärzte – Allgemeinpraktiker, Internisten, Chirurgen, Neurologen – konnten mir, falls sie überhaupt zugehört haben, keinen Rat geben; und so ging mein Leidensweg weiter, den wohl fast jeder Betroffene gegangen ist. Erfahrungswerte von Patienten aus meiner Gruppe besagen, daß die meisten Ärzte immer noch nicht die richtige Diagnose stellen oder keine Vorstellung von den möglichen Therapiemaßnahmen haben.

Inzwischen war meine Lebensqualität durch die Restless Legs weiter gesunken: Bei mir traten überall Beschwerden auf, wo Muskeln sind. Erlösung brachte mir erst im März 1996 eine Fernsehsendung, in der über das Restless-Legs-Syndrom berichtet wurde. (Da sieht man einmal, wie nützlich das Fernsehen sein kann, wenn es nur sinnvoll eingesetzt wird.) Jetzt wußte ich endlich, was die Ursache meines Leidens ist, und ich bin der Restless-Legs-Selbsthilfevereinigung sehr, sehr dankbar, denn sie hat ja diese Sendung initiiert. Ich rief in München an und lernte sehr hilfreiche Mitglieder der Deutschen Restless Legs Vereinigung kennen, die mir zahlreiche Tips und Hinweise gaben. Aus Dankbarkeit trat ich der Selbsthilfegruppe sofort bei.

„Bei mir traten überall Beschwerden auf, wo Muskeln sind."

Nach meiner Selbstdiagnose ging ich zu meinem Arzt und erläuterte ihm, was ich wußte. Und siehe da: Der Begriff RLS war ihm zumindest bekannt. In meinem Beisein rief er einen Neurologen an, den ich vorher bereits vergeblich aufgesucht hatte, und schilderte ihm meinen Fall. Dieser konnte sich an mich erinnern, lehnte aber den Vorwurf einer Fehldiagnose ab, da ich ihm angeblich die Symptome damals nicht eindeutig genug geschildert hätte. Wenigstens hatte er eine einigermaßen gute Therapie auf Lager. Ich nahm das L-Dopa-Präparat NACOM® (allerdings nur ein Standardpräparat) und hatte etwa drei Monate Ruhe vor meinen Qualen. Auch eine Aufdosierung konnte nur kurzzeitig helfen, ebenso die Hinzunahme des Retardpräparats. Aber schließlich half gar nichts mehr.

Ich nahm dann an einer Pergolid-Studie teil. Wegen der vielen Untersuchungstermine war das ganz schön strapaziös. Aber wenn man sich Hilfe verspricht, macht man es. In der ersten Hälfte der Studie war ich der Gruppe zugeteilt, die den Wirkstoff einnahm – mit bestem Erfolg. Ich fühlte mich wie im siebten Himmel. Bald hatte ich die RLS-Beschwerden vergessen, wurde aber im zweiten Teil der Studie, als ich statt Parkotil® ein Placebo einnahm, schnell wieder auf den Boden der Wirklichkeit zurückgeholt.

Die anschließende Therapie mit Parkotil® verschaffte mir zwar ausreichend Linderung, ich erreichte aber nie wieder die absolute Freiheit von den Beschwerden wie in den ersten sechs Wochen der

Studie. Fünf Monate konnte ich damit recht gut leben, bis erhebliche Unverträglichkeitserscheinungen auftraten und die Wirkung nachließ. Hilferufe an die Klinik, die die Pergolid-Studie durchgeführt hatte, blieben leider ohne Echo, so daß ich zu einer anderen Neurologin ging. Sie kannte das Krankheitsbild, griff hinter sich und gab mir eine Packung Tabletten mit den Worten: „Nehmen Sie täglich eine. Wenn es nicht hilft, kommen Sie in vier Wochen wieder."

Ich hatte Glück – es half, und ich freute mich, ein neues Mittel gefunden zu haben, das gut wirkte und bei dem ich unter weniger Nebenwirkungen zu leiden hatte als bei Parkotil®. (Es war Cabaseril®.) Aber wie es bei mir eben ist – nichts hilft lange. Nach sechs Monaten konnte ich trotz Aufdosierung keine ausreichende Wirkung mehr erzielen. So stand ich wieder hilflos und verlassen da. Da erfuhr ich von einem Mitglied der Deutschen Restless Legs Vereinigung, dem das Opiat DHC 60® sehr gut geholfen hatte. Nach kurzer Rücksprache mit diesem Herrn bat ich meinen Arzt, mir dieses Medikament zu verschreiben, und war dann auch einige Monate lang sehr zufrieden. Zum erstenmal seit Jahren habe ich von 22 Uhr bis acht Uhr geschlafen. Meine Frau dachte, ich sei gestorben.

„Zum erstenmal seit Jahren habe ich von 22 Uhr bis acht Uhr geschlafen. Meine Frau dachte, ich sei gestorben."

Leider zwangen mich aber zunehmende Unverträglichkeitserscheinungen (unter anderem Bauchbeschwerden und Schwellung der Nasenschleimhaut) zum erneuten Medikamentenwechsel. Doch ich hatte ja schon fast alles ausprobiert. Trotz meiner Telefonate und Briefe an die Klinik bekam ich von dort keine Hilfe, und so ging ich zu einem sehr engagierten Schmerzchirurgen, versuchte es mit Akupunktur und anderen Mitteln der Alternativmedizin – leider erfolglos. Schließlich – und das war in meiner Situation der einzige Ausweg – pendelte ich mich mit bestem Erfolg auf ein anderes Opiat (Oxygesic®) ein. Aber die Nebenwirkungen (unter anderem Verstopfung, Schwindelgefühl, Müdigkeit) veranlaßten mich, nach einer eventuellen Alternative zu suchen. So kam ich zum Chef einer Neurologischen Universitätsklinik. Er gab mir ein anderes Therapieschema für den Fall, daß ich Oxygesic® irgendwann absetzen mußte.

Vor vier Wochen war es dann soweit. Ich dosiere mich jetzt auf einen Dopaminagonisten (Requip®) in Kombination mit L-Dopa (NACOM®) ein. Noch kann ich über den Erfolg dieser Therapie nichts sagen, da ich mit 3 mg erst bei der Hälfte der Tagesdosis angekommen bin und immer noch ein Schmerzmittel in Form von Valoron® oder Oxygesic® nehmen muß. In den nächsten vier Wochen werde ich die Enddosis erreichen. Wenn ich dann immer noch nicht ohne Schmerzmittel auskomme, war es ein Fehlschlag.

Die Restless-Legs-Beschwerden sind frustrierend. Meine Lebensqualität ist zur Zeit auf einem Minimum angelangt. Meine Tierarztpraxis und meine Hobbys halten mich aufrecht; aber manchmal ist es schon schwer. Theater, Kino und ähnliches kann ich vergessen. Und verstärkt Sport zu treiben – das machen meine Knochen und Gelenke nicht mehr mit. Der einzige Ausweg ist Radfahren. Aber das wiederum ist in unserer Gegend sehr beschwerlich und gefährlich, da es hier kaum Radwege gibt.

Meine Selbsthilfegruppe ist zwar klein, aber dafür sehr effektiv. Wir treffen uns alle acht Wochen. Jeder kommt zu Wort, und es bekommt auch jeder eine Antwort. Das Gespräch unter Betroffenen hat mehr Wert als eine Pflichtkonsultation beim Arzt. Ich versuche die Mediziner verstärkt in meine Arbeit einzubeziehen; aber den richtigen Draht habe ich noch nicht gefunden. Bei Restless Legs klappen die meisten die Ohren runter.

Dr. Hartmut S., 61 Jahre

Restless Legs – Ärzte ratlos?

Schon ab meinem 14. Lebensjahr hatte ich das Bedürfnis, meine Beine im Bett zu bewegen. Ich war ein unruhiger Typ. Mit den Jahren kamen dann Wadenschmerzen – ein ziehendes, brennendes Gefühl – dazu. Dieses Brennen verspürte ich auch im Lendenwirbelbereich.

Wegen meines Leidens konnte ich öfters nicht arbeiten, so daß ich 1991 meine Kündigung erhielt. Ich bat meinen Hausarzt, nach den Ursachen für die seltsamen Beschwerden zu suchen. Damals hatte ich keine Ahnung von dem, was noch alles auf mich zukommen würde. Es folgten Untersuchungen – alle „ohne Befund".

Eine Orthopädin fand dann die vermeintliche Ursache meiner Symptome: Bandscheibenvorwölbung und degenerative Veränderungen der Wirbelsäule. Ich fuhr zur Kur in der Hoffnung, daß alles gut wird. Aber dort wurde die ganze Sache nur noch schlimmer. Als Grund gaben die Ärzte meine geringe sportliche Belastbarkeit an.

In den folgenden vier Jahren der Arbeitsunfähigkeit ließ ich alle Behandlungsversuche über mich ergehen, weil ich auf Hilfe hoffte. Aber nichts brachte den erwünschten Erfolg. In einer Klinik konnte Rheuma als Ursache meiner Beschwerden ausgeschlossen werden. Mein endloser Verbrauch an Tramal® – einem starken Schmerzmittel – veranlaßte die Orthopädin, mir Valoron N® zu verschreiben. Dafür bin ich ihr heute noch dankbar. Ich hatte vier Stunden Linderung erhalten.

In einer Schmerzklinik stellte ein Arzt als erster die Diagnose: RLS! Ein Behandlungsversuch mit Madopar® folgte, er mußte jedoch

„Meine Selbsthilfegruppe ist zwar klein, aber dafür sehr effektiv. Wir treffen uns alle acht Wochen. Jeder kommt zu Wort, und es bekommt auch jeder eine Antwort."

„Eine Orthopädin fand die vermeintliche Ursache meiner Symptome: Bandscheibenvorwölbung und degenerative Veränderungen der Wirbelsäule."

wegen heftiger Magenschmerzen abgebrochen werden. Nach meiner Entlassung aus der Klinik übernahm ein Neurologe die Behandlung. Er schenkte der Diagnose keinen Glauben, und so landete ich wieder bei meiner Orthopädin. Die Ärztin versuchte wirklich alles, um mir zu helfen. Aber das ging natürlich nicht, und so ließ ich mich fast widerwillig zu einem zweiten Neurologen überweisen. Er verschrieb mir verschiedene Medikamente zur Behandlung des RLS, und ich schluckte die ganze Palette in der Hoffnung, daß irgend etwas anschlagen würde. Darauf reagierte mein Magen sehr böse. Ich bekam eine chronische Magenschleimhautentzündung.

„Ich wurde dahingehend behandelt, daß meine ganze Leidensgeschichte auf eine psychosomatische Ursache zurückzuführen sei."

1997 habe ich mich in eine Neurologische Klinik einweisen lassen. Ein schwerer Fehler! Dort wurde ich dahingehend behandelt, daß meine ganze Leidensgeschichte auf eine psychosomatische Ursache zurückzuführen sei. Wegen meiner Einnahme von Valoron® (alle vier Stunden eine Kapsel) wurde ich als suchtgefährdete Patientin eingestuft. Ich bat um meine Entlassung, um eine Einweisung in die geschlossene Suchtabteilung zu verhindern.

Wieder ging ich zum Neurologen – wieder probierte ich alle möglichen Medikamente aus. Fast alles mußte wegen Unverträglichkeit abgesetzt werden, oder die Tabletten schlugen gar nicht erst an. Die Krankenkasse versuchte nun ihrerseits, die Krankenakte „Becher" zu schließen, indem ein Krankenhaus gesucht wurde, in dem RLS behandelt werden konnte.

Dort kannte man die Krankheit, und es wurden Therapieversuche unternommen. Inzwischen war ich 33 Jahre alt. Ein unbeschreibliches Kribbeln, Ziehen, Reißen und Brennen in den Armen und Beinen, das sich bis zur Lendenwirbelsäule hinzog, ließ mich nicht zur Ruhe kommen. Vom Kopf her fährt ein plötzlicher Blitz durch den Körper, der dann mit einer zuckenden Bewegung endet. Kopf, Arme, Beine, Rumpf und die Schultern werden durch diesen Blitz bewegt. Die Bewegungen sind so heftig, daß mein Herz vor Aufregung jedesmal im Dreieck springt.

„Vom Kopf her fährt ein plötzlicher Blitz durch den Körper, der dann mit einer zuckenden Bewegung endet. Die Bewegungen sind so heftig, daß mein Herz vor Aufregung jedesmal im Dreieck springt."

Stundenlang werde ich so am Einschlafen gehindert. Wenn ich dann schließlich doch einschlafen kann, ist bereits der Morgen angebrochen. Ganze drei Stunden schlafe ich nur noch am Stück. Es gibt nichts, was sich nicht unkontrolliert bewegt. So zucken in der einen Nacht die Augenlider unaufhörlich, in der anderen Nacht ist es der große Zeh.

Es gibt Phasen, in denen ich keine RLS-Symptome habe. Aber nach jeder Ruhepause werden die Beschwerden schlimmer. Die Phasen sind von unterschiedlicher Länge. Das wirksamste Mittel gegen die Attacken ist: Aufstehen, Umherlaufen, Kühlen. So verbringe ich meine Nächte auch in diesem Krankenhaus. Alle Untersuchungen werden wieder durchgeführt, dann erhalte ich die erneute Bestätigung: RLS.

Die Therapie mit 0,05 mg Parkotil® begann. Schon in der ersten Nacht verspürte ich die äußerst unangenehmen Nebenwirkungen: Krämpfe im Unterleib, die sich wellenartig nach oben ausbreiteten, das Gefühl, wie ein Luftballon aufgebläht zu sein, Schüttelfrost und unkontrollierbares Zähneklappern.

Erst ein verabreichtes krampflösendes Medikament linderte die Nebenwirkungen. Nach 14 Tagen wurde ich entlassen. Die Medikamenteneinstellung sollte ambulant erfolgen.

Parkotil® schien zu wirken, also entschloß ich mich, die Nebenwirkungen zu ertragen, obwohl sie zunahmen. Die Dosis reichte aber noch nicht aus. Langsam erreichte ich eine Tagesdosis von 0,5 mg. Nun mußten die Nebenwirkungen behandelt werden. Tropfen gegen Übelkeit und Erbrechen, Schlaftabletten gegen Schlaflosigkeit, Tabletten gegen Schwindel usw. Die Vielzahl der Medikamente verursachte jeden Abend einen Rauschzustand, der für mich unerträglich wurde. Mit 33 Jahren war ich total zugedröhnt. Wieder gab ein Neurologe die Behandlung auf. Ich wurde zu einem „Spezialisten" überwiesen. Endlich ein Fachmann! Endlich wieder Hoffnung!

Im Januar 1999 war mein Termin. Gesundheitlich war ich sehr stark angeschlagen. Das RLS bestimmte den Tagesablauf. Trotzdem sah der Arzt keinen Grund, mit dem Parkotil® aufzuhören. Es gäbe kein besseres Medikament. Irgendwie müßte er mich noch über den Sommer bekommen, dann wüßte er auch nicht weiter.

Eine Dosiserhöhung habe ich nicht mehr ertragen, deshalb brach ich die Behandlung mit Parkotil® ab. Es ging mir besser. Doch nach drei Wochen war das RLS wieder da, diesmal viel intensiver als vorher. Noch weniger Schlaf!

Inzwischen hatte ich zehn Kilo abgenommen. Nach dem, was der Arzt auf einem Kongreß gehört hatte, kam er zu dem Schluß, daß ich unter einem schwersten Restless-Legs-Syndrom mit sehr ungewöhnlicher Ausprägung litt. Er gab mir wieder Parkotil®, Valoron® und ein Schlafmittel.

Wieder mußte ich leiden. Die Schlafprobleme und die Nebenwirkungen gingen an die Substanz. Jetzt hatte ich schon 13 Kilo abgenommen. Mir wurden neue Medikamente verordnet, die zwar keine Nebenwirkungen, aber dafür auch keine Wirkung hatten. So ging ein halbes Jahr vorbei.

Vier Wochen habe ich mit wenig Schlaf durchgehalten. Ich verspürte keine Müdigkeit, hatte nun schon 16 Kilo an Gewicht verloren. Mein RLS war so schwer wie nie zuvor! Dabei dachte ich, vorher wäre es schon schlimm genug gewesen. Gehetzt von meinen Rest-

„Langsam erreichte ich eine Tagesdosis von 0,5 mg Parkotil. Nun mußten die Nebenwirkungen behandelt werden ..."

less Legs, war ich Tag und Nacht in Bewegung. Essen, Sitzen, Liegen, Schlafen – nichts war mehr möglich. Irgendwann habe ich dann aufgehört, meinem Körper die nötige Ruhe zu verschaffen, denn jeder Versuch wurde vom RLS zunichte gemacht. Ich weiß auch nicht mehr, wieviel Valoron® ich schlucken mußte, um ein paar Minuten zu ruhen. Jegliche Konzentration war unmöglich geworden.

Meinen Haushalt vernachlässigte ich gezwungenermaßen. Kleinigkeiten wurden auf einmal zur Belastung. Ich konnte nicht mehr laufen, ohne den Eindruck zu erwecken, daß ich um 40 Jahre gealtert sei. Jeder Schritt fiel mir schwer. Die Knie zitterten und waren weich wie Butter. Alles wankte. Meine Umgebung nahm ich nur noch schemenhaft wahr. Das Leben war an mir vorbeigegangen. Wie unter Hypnose überwand ich so Tag für Tag und Nacht für Nacht. Ich war am Ende meiner körperlichen und geistigen Leistungsfähigkeit. Die Haut schuppte, und meine Haare verlor ich büschelweise.

Als ich eines Tages auf dem Hof Blumen gießen wollte, fiel ich in Ohnmacht. Mein Körper war am Ende.

Mein Hausarzt wollte mich sofort in ein Krankenhaus einweisen. Aber ich weigerte mich. Ich hatte in den letzten Jahren wirklich genug Krankenhäuser kennengelernt, und trotzdem ging es mit mir bergab.

Aber schließlich mußte mein Arzt mir ja irgendwie helfen, und er entschied sich für Morphium. Es war wie eine Erlösung! Langsam ging es bergauf. Endlich konnte ich schlafen. Ich nehme nun ein Morphin-Retardpräparat, zweimal 60 mg. Während ich anfangs gut schlafen konnte, wird mein Schlaf jetzt wieder schlechter. Mein Gewicht habe ich bis jetzt halten können. Die anfänglichen Verstopfungsprobleme konnte ich mit viel Apfelsaft lösen. Ansonsten keine weiteren Nebenwirkungen und sofortige Linderung der Beschwerden. Aber ich werde das Morphin nur so lange nehmen, bis sich mein Körper erholt hat.

Carmen B., 34 Jahre

Wichtige Fachbegriffe

Akathisie: unerträglicher Bewegungsdrang, der als Nebenwirkung einer Behandlung mit Neuroleptika oder bei der Parkinson-Krankheit auftreten kann. Erstreckt sich im Gegensatz zum Restless-Legs-Syndrom auf den ganzen Körper und beeinträchtigt den Schlaf kaum.

Antiemetikum: Medikament gegen Übelkeit und Erbrechen.

Arousal-Index: Anzahl der Weckreaktionen im EEG (Arousals) während des Schlafs, z. B. ausgelöst durch periodische Beinbewegungen (PLMS).

Arousals: kurzzeitige Weckreaktionen im EEG durch periodische Beinbewegungen (PLMS) im Schlaf.

Ataxie: Störung der Koordination, die zu gestörten Bewegungsabläufen führt.

Atemdepressiv: den Atemantrieb vermindernd.

Augmentation: Verschiebung von RLS-Symptomen auf den Tag oder frühen Abend und/oder Verstärkung der Beschwerden (evtl. auch unter Einbeziehung anderer Körperteile), die nach mehrmonatiger Einnahme von L-Dopa (und auch mancher Dopaminagonisten) eintreten kann.

Ausschleichen: die Dosis eines Medikaments beim Absetzen langsam (über mehrere Tage) bis auf null reduzieren. Ist bei manchen Medikamenten (z. B. Benzodiazepinen, Opiaten) erforderlich, um das Auftreten von Entzugserscheinungen zu vermeiden.

Burning-Feet-Syndrom: anfallartiges heftiges Brennen der Füße, das häufig im Rahmen einer Polyneuropathie auftritt (siehe auch: Polyneuropathie).

Depotpräparat: siehe Retardpräparat.

Dialyse („Blutwäsche"): Verfahren, das bei Niereninsuffizienz angewendet wird, um Schad- und Abfallstoffe aus dem Blut mittels einer „künstlichen Niere" herauszufiltern und auszuscheiden.

Domperidon: ein Antiemetikum (ist beispielsweise in Motilium® enthalten).

Dopamin: ein Neurotransmitter, der die Aktivität bestimmter Nerven steuert und für die Kontrolle unserer Körperbewegungen eine wichtige Rolle spielt.

Dopaminagonist: eine künstliche Substanz, die die Wirkung von Dopamin imitiert.

Dopaminrezeptoren: Bestandteile an der Zelloberfläche, an die das Dopamin binden kann, damit die Zelle eine bestimmte Funktion ausführt.

Dysästhesien und Parästhesien: Mißempfindungen.

Einschlafmyoklonien: Sekunden andauernde Muskelzuckungen (an den Füßen, manchmal auch am ganzen Körper), die nur während des Einschlafens auftreten und den Nachtschlaf nicht beeinträchtigen.

Einschleichende Dosierung: langsame Steigerung der Dosis über mehrere Tage, bis eine befriedigende Wirkung erreicht ist (oder bis zu starke Nebenwirkungen auftreten).

Elektroenzephalogramm (EEG): Aufzeichnung des Verlaufs der Hirnaktionsströme.

Elektromyogramm (EMG): Aufzeichnung der Muskel-Aktionsströme.

Elektrookulogramm (EOG): Aufzeichnung von Augenbewegungen.

Familiäres RLS: eine erbliche Form des RLS; mehrere Generationen einer Familie leiden am RLS.

Folsäure: ein Vitamin, das an vielen wichtigen Stoffwechselvorgängen beteiligt ist. Folsäuremangel kann RLS verursachen.

Halbwertszeit: Zeit, nach der die Konzentration eines Medikamentenwirkstoffs im Blutplasma auf die Hälfte des Anfangswerts (nach Einnahme) herabgesunken ist.

Hyperaktivität: eine Verhaltensstörung bei Kindern, die mit motorischer Unruhe, Konzentrationsschwierigkeiten, Leistungs- und Kontaktstörungen, Schlafproblemen und starken Stimmungsschwankungen einhergeht; häufig gekoppelt mit dem Aufmerksamkeitsdefizit-Syndrom (Schwierigkeiten, sich auf eine Sache zu konzentrieren, Zerstreutheit, Flüchtigkeitsfehler in der Schule usw.). Diese Störungen werden manchmal mit dem Restless-Legs-Syndrom verwechselt.

Hypotonie: zu niedriger Blutdruck.

Idiopathisches RLS (primäres RLS): ein Restless-Legs-Syndrom, dem keine andere Erkrankung als Ursache zugrunde liegt; tritt meist familiär gehäuft auf (familiäres RLS).

Krampfadern: krankhaft erweiterte Venen in den Beinen, bei denen die Venenklappen (die normalerweise verhindern, daß das zum Herzen zurückzutransportierende Blut sich staut oder wieder nach unten absackt) zerstört sind. Symptome sind Wasseransammlungen, Schweregefühl und manchmal auch Schmerzen in den Beinen. Diese Mißempfindungen werden hin und wieder mit Restless-Legs-Beschwerden verwechselt.

L-Dopa (Levodopa): eine Dopamin-Vorstufe, die vom Körper in Dopamin umgewandelt wird (siehe auch: Dopamin). Medikamente mit dem Wirkstoff L-Dopa werden zur Behandlung der Parkinson-Krankheit und des Restless-Legs-Syndroms eingesetzt.

Muskelfaszikulationen: Muskelzuckungen, die z. B. nach körperlicher Aktivität, aber auch ohne Auslöser auftreten können.

Neuroleptika: Medikamente, die zur Behandlung psychischer Erkrankungen eingesetzt werden. Die Einnahme von Neuroleptika kann RLS auslösen oder verstärken.

Neurologie: Nervenheilkunde (Lehre von Nervenerkrankungen sowie ihrer Entstehung und Behandlung).

Neurotransmitter: eine von den Nervenenden ausgeschüttete chemische Substanz, die als Botenstoff dient und Impulse von einer Nervenzelle zur anderen (oder zwischen Nervenzellen und Muskelzellen) überträgt.

Niereninsuffizienz: nicht ausreichende Nierenfunktion: Die Niere ist nicht mehr in der Lage, alle ausscheidungspflichtigen Substanzen aus dem Blut herauszufiltern und mit dem Urin auszuscheiden. Führt schließlich zur Urämie (Ansammlung von Harnstoff und anderen Abfallstoffen im Blut) (siehe auch: Dialyse).

Painful-Legs-and-Moving-Toes-Syndrom: ziehende, in der Tiefe empfundene Schmerzen in den Beinen und unwillkürliche Zehenbewegungen; evtl. eine Variante des Restless-Legs-Syndroms.

Parästhesie: siehe Dysästhesien und Parästhesien.

Parkinson-Krankheit: eine hauptsächlich bei älteren Menschen auftretende neurologische Störung, die sich in Muskelzittern, -steifheit und -schwäche äußert. Symptome können sein: Zittern (vor allem der Hände), starre Haltung, starrer Gesichtsausdruck, langsame Bewegungen und ein unsicherer, schlurfender Gang. Ursache ist ein Dopaminmangel im Gehirn aufgrund einer Degeneration von Nervenzellen (siehe auch: Dopamin).

Periodic Limb Movements in Sleep (PLMS): unwillkürliche, in periodischen Abständen auftretende Bewegungen der Beine (seltener auch der Arme) während des Schlafs; gehören zu den Beschwerden des Restless-Legs-Syndroms, können aber auch unabhängig von einem RLS auftreten. Eine gewisse Anzahl nächtlicher Muskelzuckungen ist normal, vor allem in zunehmendem Alter. Ob sie Krankheitswert haben, hängt von der Häufigkeit und vom Grad der Beeinträchtigung des Schlafes ab; Klarheit verschafft eine Untersuchung im Schlaflabor. Behandlung: mit Medikamenten wie beim Restless-Legs-Syndrom.

Periodic Limb Movements While Awake (PLM): unwillkürliche, in periodischen Abständen auftretende Bewegungen der Beine (seltener auch der Arme) im Wachzustand beim Restless-Legs-Syndrom.

Periphere arterielle Verschlußkrankheit („Schaufensterkrankheit", Raucherbein): arteriosklerotische Ablagerungen in den Arterien der Beine, die die Gefäße mit der Zeit so sehr verengen, daß es zu einer Sauerstoff-Unterversorgung der betroffenen Körperregion kommt. Führt zu krampfartigen Schmerzen in den Waden, anfangs nur bei Belastung, später auch in Ruhe.

Placebo: Scheinmedikament (ein Medikament ohne Wirkstoff, das in Aussehen und Geschmack völlig dem echten Arzneimittel gleicht).

PLMS-Index: Häufigkeit der periodischen Beinbewegungen pro Stunde Schlaf. (Über fünf nächtliche Beinbewegungen pro Stunde gelten als krankhaft.)

Polyneuropathie: eine Erkrankung der peripheren Nerven, häufig durch Diabetes oder Alkoholmißbrauch verursacht, die meistens zuerst an den Beinen auftritt. Die dadurch entstehenden Mißempfindungen (Taubheitsgefühl, Ameisenlaufen usw.) werden manchmal mit Restless-Legs-Symptomen verwechselt.

Polysomnographie: Untersuchung im Schlaflabor, bei der mittels Elektroden an Kopf und Beinen des Schlafenden Gehirnströme, Augenbewegungen und Muskelaktivitäten gemessen werden. Wird zur Abklärung oder Absicherung der Diagnose bei Erkrankungen durchgeführt, die den Schlaf beeinträchtigen (z. B. bei Schlafapnoe, manchmal auch beim Restless-Legs-Syndrom).

Primäres RLS: siehe idiopathisches RLS.

Prolaps: (Bandscheiben-)Vorfall.

Psychosomatische Erkrankung: körperliche Krankheit, bei deren Entstehung psychische Faktoren wesentlich beteiligt sind.

Rebound-Effekt: Treten die RLS-Beschwerden nach Nachlassen der L-Dopa-Wirkung stärker auf, als dies normalerweise (ohne L-Dopa) der Fall gewesen wäre, so spricht man von einem Rebound-Effekt.

REM-Schlaf: das Schlafstadium, in dem wir träumen und das durch rasche Augenbewegungen („rapid eye movement" = REM) gekennzeichnet ist.

REM-Schlaf-Verhaltensstörung: heftige Bewegungen in der REM-Schlafphase, die bis zur Selbstverletzung gehen können.

Retardpräparat (Depotpräparat): Arzneimittel mit verlängerter Wirkung (damit nicht mehrere kleinere Einzeldosen zeitlich versetzt eingenommen werden müssen).

Schlafapnoe-Syndrom: nächtliche Atemaussetzer bei Schnarchern, gekennzeichnet durch längere Atemstillstandsphasen, gefolgt von heftigem Schnarchen und Prusten. Die Ursache ist eine zu starke Erschlaffung der Schlund- und Rachenmuskulatur während des Schlafs, hauptsächlich bei Übergewicht und nach Alkoholkonsum.

Schlaflabor: siehe Polysomnographie.

Sekundäres RLS (symptomatisches RLS): ein Restless-Legs-Syndrom, das durch andere Ursachen (z. B. Erkrankungen wie Niereninsuffizienz, Mangelerscheinungen wie Eisen- oder Folsäuremangel, Einnahme bestimmter Medikamente, Schwangerschaft usw.) hervorgerufen oder verstärkt wird.

Serotonin-Reuptake-Hemmer (Serotonin-Wiederaufnahme-Hemmer): ein antidepressiv wirkendes Medikament, das RLS auslösen oder verstärken kann.

Symptomatisches RLS: siehe sekundäres RLS.

Tiefschlaf: die Schlafstadien 3 und 4, in die wir nach dem Einschlafen (Stadium 1) und dem mitteltiefen Schlaf (Stadium 2) hinübergleiten. Im Tiefschlaf finden Stoffwechselvorgänge statt, die für unsere körperliche Regeneration sehr wichtig sind.

Toleranzentwicklung: allmähliche Gewöhnung des Organismus an den Wirkstoff eines Medikaments, so daß die Wirkung geringer wird und die Dosis gesteigert werden muß.

Urämie: siehe Niereninsuffizienz.

Urämisches RLS: ein Restless-Legs-Syndrom, das durch Niereninsuffizienz verursacht wird.

Vitamin B$_{12}$: ein B-Vitamin, das u. a. an der Blutbildung und dem Aufbau des Nervensystems beteiligt ist. Ein Vitamin-B$_{12}$-Mangel kann RLS und andere neurologische Erkrankungen verursachen.

Wirbelkanalstenose: Verengung des Wirbelkanals, durch die Rückenmark oder Nerven gereizt und Schmerzen oder Gefühlsstörungen in den Beinen hervorgerufen werden.

Zirkadianer Rhythmus: 24-Stunden-Rhythmus.

Quellenangaben der in diesem Buch erwähnten medizinischen Studien

1 C. Trenkwalder, K. Stiasny, T. Pollmaecher, T. Wetter, J. Schwarz, R. Kohnen, H. P. Krueger, J. Kazenwadel, S. Ramm, M. Kuenzel, W. H. Oertel (1995): L-DOPA therapy of uremic and idiopathic restless legs syndrome: a double-blind crossover trial. Sleep 18: 681–688.

2 C. Trenkwalder, V. Collado-Seidel, J. Kazenwadel, R. Kohnen, T. Wetter, R. Selzer, W. H. Oertel (1997): Treatment of the restless legs syndrome with a combination of standard and sustained release levodopa/benserazide (Madopar depot): a double-blind controlled study. J. Neurol. Sci.

3 J. Schwarz, C. Trenkwalder (1996): Restless Legs Syndrom: Therapie mit L-Dopa bzw. L-Dopa-Retardformen. Akt. Neurologie 23 (1996): 26–29.

4 C. J. Earley, R. P. Allen (1996): Pergolide and Carbidopa/Levodopa treatment of the Restless Legs Syndrome and periodic leg movements in sleep in a consecutive series of patients. Sleep, vol. 19, no. 10: 801–810.

5 J. Staedt, H. Hünerjäger, E. Rüther, G. Stoppe (1997): Pergolide: treatment of choice in Restless Legs Syndrome (RLS) and Nocturnal Myoclonus Syndrome (NMS). Longterm follow up on pergolide. J. Neural Transm. 105: 265–268.

6 M. H. Silber, J. W. Shepard, J. A. Wisbey (1997): Pergolide in the management of Restless Legs Syndrome: an extended study. Sleep, vol. 20, no. 10: 878–882.

7 J. Winkelmann, T. C. Wetter, K. Stiasny, W. H. Oertel, C. Trenkwalder (1997): Treatment of Restless Legs Syndrome with Pergolide – an open clinical trial. Movement Disorders, vol. 13, no. 3: 566–569.

8 F. Tergau, S. Wischer, C. Wolf, W. Paulus (1999): Treatment of Restless Legs Syndrome with the dopamine agonist alpha-Dihydroergocryptine (Almirid®). Movement Disorders (eingereicht).

9 A. Deißler, H. Benes, P. Clarenbach, G. Hajak (1998): Lisurid in der Therapie des Restless-Legs-Syndroms. Somnologie (1998) 2 (Suppl. 1): 31.

10 J. Haan (1999): Ropinirol in der Therapie des Restless-Legs-Syndroms (RLS). Somnologie (1999) 3 (Suppl. 1), Art. Nr. 52.

11 W. Ondo (1998): Ropinirole for Restless Legs Syndrome. Movement Disorders vol. 14 no. 1: 138–140.

12 K. Stiasny, J. Roebbecke, P. Schüler, W. H. Oertel (1998): Treatment of Restless Legs Syndrome (RLS) with Cabergoline. Abstract; Suppl. J. Neurol. 245 (1998): 405.

13 *S. Lin, J. Kaplan, C. D. Burger, P. A. Fredrickson (1998)*: Effect of Pramipexole in treatment of Restless Legs Syndrome. *Mayo Clinic Proceedings vol. 73, no. 6: 497–500.*

14 *J. Montplaisir, A. Nicolas, R. Denesle, B. Gomez-Mancilla (1999)*: Restless legs syndrome improved by pramipexole. A double-blind randomized trial. *Neurology 52, March 1999: 938–943.*

Adressen, die weiterhelfen

Regionalbeiräte der Deutschen Restless Legs Vereinigung
21 ehrenamtlich tätige Mitglieder der Deutschen Restless Legs Vereinigung stehen Betroffenen bereits über das ganze Bundesgebiet verstreut als Ansprechpartner zur Verfügung. Sie nennen Ratsuchenden Adressen von Ärzten, die sich in der Diagnose und Therapie des Restless-Legs-Syndroms auskennen.

Baden-Württemberg
Max Diener, Frankfurter Str. 214, 72760 Reutlingen, Tel.: 07121-620241 (zuständig für die Region südlich von Stuttgart).
Wilfried Schorle, Häldeweg 26, 75038 Oberderdingen, Tel.: 07258-7698 (zuständig für die Region Nordbaden).
Peter Kreszan, Obereschacher Str. 3, 78126 Königsfeld, Tel.: 07725-538 (zuständig für die Region Südbaden).

Bayern
Büro der Deutschen Restless Legs Vereinigung in München, Schillerstr. 3a, 80336 München, Tel.: 089-55028880, Fax: 089-55028881 (Sprechstunden: Mo/Di/Mi/Do von 10–14 Uhr).
H. J. Freier, Mahlgassinerweg 56, 84347 Pfarrkirchen, Tel.: 08561-1054 (zuständig für die Region Ostbayern).
Hans J. Rücker, Haferfeldstr. 23, 86405 Meitingen, Tel.: 08271-1508 (zuständig für die Region um Augsburg).
Hermine Hauser, Oberhofstr. 1, 17080 Würzburg, Tel./Fax: 0931-92690 (zuständig für die Region Franken).

Berlin
Jutta Obst, Hermsdorfer Damm 106, 13467 Berlin, Tel./Fax: 030-4048598.

Brandenburg
Dr. Hartmut Stoye, Rostocker Str. 24, 15234 Frankfurt/Oder, Tel./Fax: 0335-62294.

Bremen/nördliches Niedersachsen
Christine Gröschel, Feuerdornweg 71, 27578 Bremerhaven, Tel.: 0471-60389.

Hamburg
Olaf Heinrich, Hans-Förster-Bogen 16, 21035 Hamburg, Tel./Fax: 040-7356500.

Hessen
Thea Klehn, An den Gärten 14, 35415 Pohlheim 1, Tel.: 06403-63363, Fax: 06403-64947.

Mecklenburg-Vorpommern
Ute Gellien, Gartenweg 1, 19300 Grabow, Tel.: 038756-20894. Fax: 038756-20909.

Niedersachsen
Monika Wenig, Bruchweg 5, 30900 Wedemark, Tel.: 05130-1841, Fax: 05130-925898, e-Mail: Monika.Wenig@T-online.de.

Nordrhein-Westfalen
Irene Hochscheid, Harffstr. 210, 40591 Düsseldorf, Tel./Fax: 0211-213374.
Annegret Budke, Mühlenesch 23, 49525 Lengerich, Tel.: 05481-6534 (zuständig für die Region um Osnabrück, Bielefeld, Münster).
Katharina Kuchem, Rochusstr. 345, 53123 Bonn, Tel./Fax: 0228-646655 (zuständig für die Region Mittelrhein).
Erika Kämpfer, Schloßblick 13, 57074 Siegen, Tel.: 0271-62082 (zuständig für die Regionen Südwestfalen und Nordhessen).

Sachsen
Hans-Joachim Laufer, Rosenbogen 5, 04416 Markkleeberg, Tel./Fax: 0341-3588385 (zuständig für Leipzig, Halle, Dessau).
Brigitte Herrmann, Westfalenstr. 10, 03238 Finsterwalde, Tel.: 03531-63602, Fax: 03531-603346 (zuständig für Dresden, Bautzen, Cottbus).

Schleswig-Holstein
Irene Petersen, Dorfstr. 239, 25920 Risum-Lindholm, Tel.: 04661-942318, Fax: 04661-942319 (zuständig für die Region Nordfriesland).

Thüringen
Anke Schneider, Seligenstädter Str. 18, 07554 Gera, Tel./Fax: 036695-21679 (zuständig für den Einzugsbereich Gera, Zwickau, Chemnitz, Erfurt).

Autor dieses Buches:
Dr. Frithjof Tergau, Abteilung für Klinische Neurophysiologie, Universitätsklinikum Göttingen, Robert-Koch-Straße 40, 37075 Göttingen.

Register